はじめに――ひとりで頑張らない！　６割主義で信じて待って任せる

はじめまして。こんにちは。本書を手に取ってくださりありがとうございます。あなたとのご縁に感謝いたします。

もしかしたらあなたは、このいずれかのキーワードが気になってお手に取ってくださったのではないでしょうか。

「看護師」「アドラー心理学」「子育て」

この３つのキーワードを私に当てはめてみますと、「元看護師」で、結婚して３人の「子育て」をしているさなか、子育てに悩み、自分を責め、それをきっかけに「アドラー心理学」に出会いました。

10年間看護師として勤務した後、現在はアドラー心理学勇気づけセミナー講師、大学講師として講座や講演、研修などを行っています。

看護師をしながら子育てをしている方々にお話を伺うと、看護も子育ても全力投球、看護師としてはきちんとできるのに子育てはうまくできない、そんな自分を責めてしまう……という方が多いように感じます。

失敗は許されない、仕事に対しては完璧を求められる看護師という職業。

そのせいか？　家庭でも、子育てにも完璧であることを自分自身に求め、苦しくなっている。そのようなこと、ありませんか？


本書では、そんなあなたに、アドラー心理学の基本を押さえたうえで、

子育ては完璧を求めなくてもいい。

6割主義くらいでちょうどいい。

不完全な自分にOKを出す。

自分（親）の心を整える大切さ。

大人が自分の人生を主人公で生きていくことが、子どもの自立につながる。

だから、子どもとともに育っていこう。


このようなことをご提案しています。

ついつい仕事にも子育てにもぎゅっと力が入ってしまいがちなあなたの心が、ふんわりゆるむ我が家の娘たちのエピソードや、事前にご協力いただきました方、私のアドラー心理学講座の受講生のみなさんのたくさんの事例を踏まえながらお届けしています。

途中、子どもの年齢別の関わり方も、乳幼児期（0歳〜未就学児）、児童期（小学生〜中学生くらいまで）と分けてご紹介しました。

アドラー心理学はもとより、私が今まで経験し、学んできたことを織り交ぜてお伝えします。

たくさんのエピソードの中には、あなたのお子さんと同じくらいの年齢の「子育てあるある」が見つかるのではないでしょうか？

また、今回、ワークをいくつか取り入れ、本に書き込みながら、内容を体感していただけるような作りにしてみました。講座も講演もそうですが、一方通行ではなく、お互いにコミュニケーションを取り合いながら進めていく中で、腑に落ちていく部分がたくさんあると思っています。

ぜひ、私とあなたとのコミュニケーション、対話を感じながら、お読みいただけたらと思います。

２０１７年10月に、「看護師のしごととくらしを豊かにする」シリーズ②として、勇気づけの師匠である岩井俊憲先生と私の共著『看護師のためのアドラー心理学～人間関係を変える、心に勇気のひとしずく～』を出版させていただきました。

その後、子育てに特化した内容を看護師向けで書いてみませんか？　とお声をかけていただき、今回、本書を書かせていただくことになりました。

本書を手に取ってくださった方の中には、すでに『看護師のためのアドラー心理学』をお読みの方もいらっしゃるかもしれません。アドラー心理学というベースは同じですし、大切にしている部分も共通していますので、一部重複している内容もありますが、子育てに活かせる部分はさらに詳しく具体例もあげてご紹介しておりますので、ご了承いただけたらと思います。

アドラー心理学では、人と人との関係は対等であるという立場をとっています。子どもに対しても同様です。

つい私たちは、子どもに、頼まれてもいないのに、指示命令したり、保護したり、アドバイスをしたりすることがないでしょうか？

しかし本来、子どもは、どの子も素晴らしい無限の力、可能性を秘めています。

その力を信じ、待って、任せる。

こんな子どもに育ってくれたらうれしいな、こんな親子関係が築けたらいいな、そのようなイメージをありありと心に描きながら、読んでいただけたらと思います。

誰しも子育てに悩み、こんな子になってくれたらいいのに、と思ってしまうことはよくあるでしょう。しかし、子どもを、相手を変えることは難しい。できるのは、あなたが変わること、変わろうと決めることです。

あなたが、本書を読み、もし１つでも実践してくださったとしたら、そのひとしずくが波紋となって、子どもや家庭、職場にも変化を起こしていくでしょう。

本書が、その１つのきっかけ、１滴のしずくになれたら幸いです。

目次

第2章 子育ての前に必要なこと

第3章 ひとりで頑張らない！ 周りとともに子育てを

第4章 年齢別の関わり方①——心の土台をつくる乳幼児期

第5章 年齢別の関わり方②——信じて待って任せる児童期

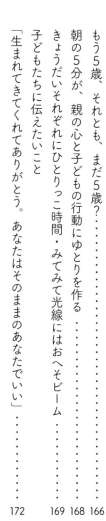

第6章　大人が自分の人生を主人公で生きることが、子どもの自立につながる

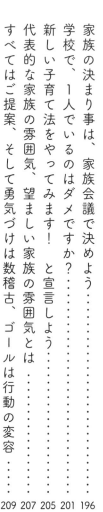

第1章

子育てに活かせる
アドラー心理学の考え方

子育ての目標とはなんでしょう？

突然ですが、あなたは、子育ての目標をお持ちですか？

看護学生のときには実習目標を持ち、そして、看護師になってからは患者さんごとに看護目標を決め、病棟の目標、看護部の目標などもあります。

「目標」という言葉には常に触れてきたのではないでしょうか？

しかし、子育てとなると、いかがでしょう。

そこまで意識されたことはないのではないでしょうか？

経験したことのない子育てを、手探り状態で行う。しかも、看護師としての仕事を続けながら余裕のない毎日の中で……。

日々繰り広げられる子どもの行動に対して、自分の都合や感情に任せて対応したり、その場限りのごまかしのような対応をしたり……。

ヒントとなるのは、自分がどのように育てられてきたかということ。逆に言うとそれしか知らない。行き当たりばったりの対応になってしまい、罪悪感にさいなまれることもあるのではないでしょうか？

子育ての目標。

実は私もアドラー心理学を知るまでは考えたことなどありませんでした。

子どもの不適切だと思われるさまざまな行動に、叱ったり、感情的になったり、甘やかしたり、支配しようとしたり、一貫性のない対応をしていました。

そして、子育てに行き詰まり、どうにかしなくてはと思い悩んでいたときに、アドラー心理学に出会ったのです。

その学びの中で、「子育ての目標は何ですか?」という問いがありました。

あなたは、「子育ての目標」はなんだと思いますか?

どんな答えも間違いではありません。

私は、子育ての目標は「自立」だと思っています。

親はいつまでも子どもと一緒に生きていくことはできません。子どもはいつか親の元を離れ、独り立ちしていきます。

その子どもたちが、自分で立って生きていけるように援助するのが子育ての目標だと思います。

子育ての目標を考えるとき、アドラー心理学の考え方は、とても有効です。

そして、この目標は、両親ともにいらっしゃる場合は、できれば共有したほうがいいでしょう。

あなたが、本書を読み「この方法はよさそうだ！　取り入れてみよう」と思われたら、パートナーにご提案されるのもいいですね。

パートナーが取り入れられるかどうかは、その方が決めることですが、まず大事なことは、あなたが実践してみること。

あなたのたった1つの行動が、家族にも変化をもたらしていきます。

それは、職場でも同じです。

アドラー心理学は、子育てだけではなく、さまざまな対人関係に活かせます。

あなたが落とす1滴のしずくが、医療の現場、あなたの職場にも、波紋のように広がっていくことでしょう。

アドラー心理学は、別名「勇気づけの心理学」

最近、よく目にするようになったアドラー心理学の文字。

アドラー心理学を唱えたアドラーは、欧米では、フロイト、ユングと並び「心理学の三大巨匠」の1人と呼ばれています。しかし、数年前まで日本ではほとんど知られていませんでした。2013年に『嫌われる勇気』が出版されて、一躍アドラー心理学の知名度が上がってきたようです。

2017年には、岩井俊憲先生と私との共著で『看護師のためのアドラー心理学』を出版させていただきました。もしかしたら、お読みになった方もいらっしゃるかもしれません。

今回、その続編として「子育て」に特化した内容で、アドラー心理学をお伝えしていきます（アドラー心理学の全体像、基本的な考え方については、『看護師のためのアドラー心理学』の第1章をご覧ください）。

もちろん、読んでいなくても分かる内容となっていますのでご安心ください。

子育てとアドラー心理学がどうつながるのだろう？　とお思いの方もいらっ

しゃるかもしれません。

実は創始者であるアルフレッド・アドラーは、第一次世界大戦後、世界初の児童相談所を作った人なのです。そして、悩める子どもや親の治療、教育の場として児童相談所を活用していました。それらを実践する中で、アドラー心理学は現在のような形にまとめられていきました。

ですから、そういった意味でも、子育てとアドラー心理学はとても親和性が高いのです。

アドラー心理学の大切な考え方の1つに「勇気づけ」というものがあります。

アドラー心理学は、別名「勇気づけの心理学」と呼ばれているくらいです。

「勇気づけ」という言葉、耳慣れない言葉ですよね。

アドラー心理学では、

勇気⬇困難を克服する活力

としています。

勇気づけ⬇困難を克服する活力を与えること

1つの例をあげてみましょう。

小学生のお子さんが、友だちに仲間外れにされたとします。母親に「友だちに仲間外れにされちゃった……」。もう学校には行けないし、行きたくない」と言って、その子は学校に行かないという選択をすることがあるかもしれません。

しかし、勇気づけの関わりで子育てをし、「困難を克服する活力」がある子の反応はどうでしょう。

「CちゃんとTちゃんからは仲間外れにされたけど、Kちゃんがいるから大丈夫」と気持ちを切り替え、別の子と遊ぶことを選ぶ。

または「Cちゃんたちからは仲間外れにされたけど、友だちと遊ぶだけがすべてじゃない、図書室に行って本を読んで、ゆったり過ごそう」と考える。

もしくは「どうしたらいいのだろう。まずはお母さんに相談してみよう」と考えて、家族に相談するという手段をとるかもしれません。

さまざまな選択肢を自分自身で考え、「友だちに仲間外れにされた」という困難を乗り越えて建設的で前向きな対応をしていくこと、それが勇気なのです。そして、そのような心を育てていくことが勇気づけになります。

賞罰の子育てと勇気づけの子育て

では、勇気づけの関わりとはどういう関わりでしょうか?

旧来の賞罰の関わりと、勇気づけの関わりを比較してみたいと思います。

まず、賞罰の関わりでは、親と子の関係が上下の関係になります。上から下への評価ですね。

何かができたら、ほめる、ごほうびをあげる。そして、何かができなかったら、罰する、叱る、怒る、けなすという感じです。

それに比べ、勇気づけの関わりでは、親と子の関係が横の関係になります。し

【賞罰の関わりと勇気づけの関わりの比較】

賞罰の関わり	勇気づけの関わり
上下の関係	横の関係
相手を評価する態度	相手の気持ちに寄り添い、共感する態度
結果重視	経過重視
条件付き（相手が自分の期待していることを達成したとき）	無条件（相手が達成したときだけでなく失敗したときもあらゆる状況で）

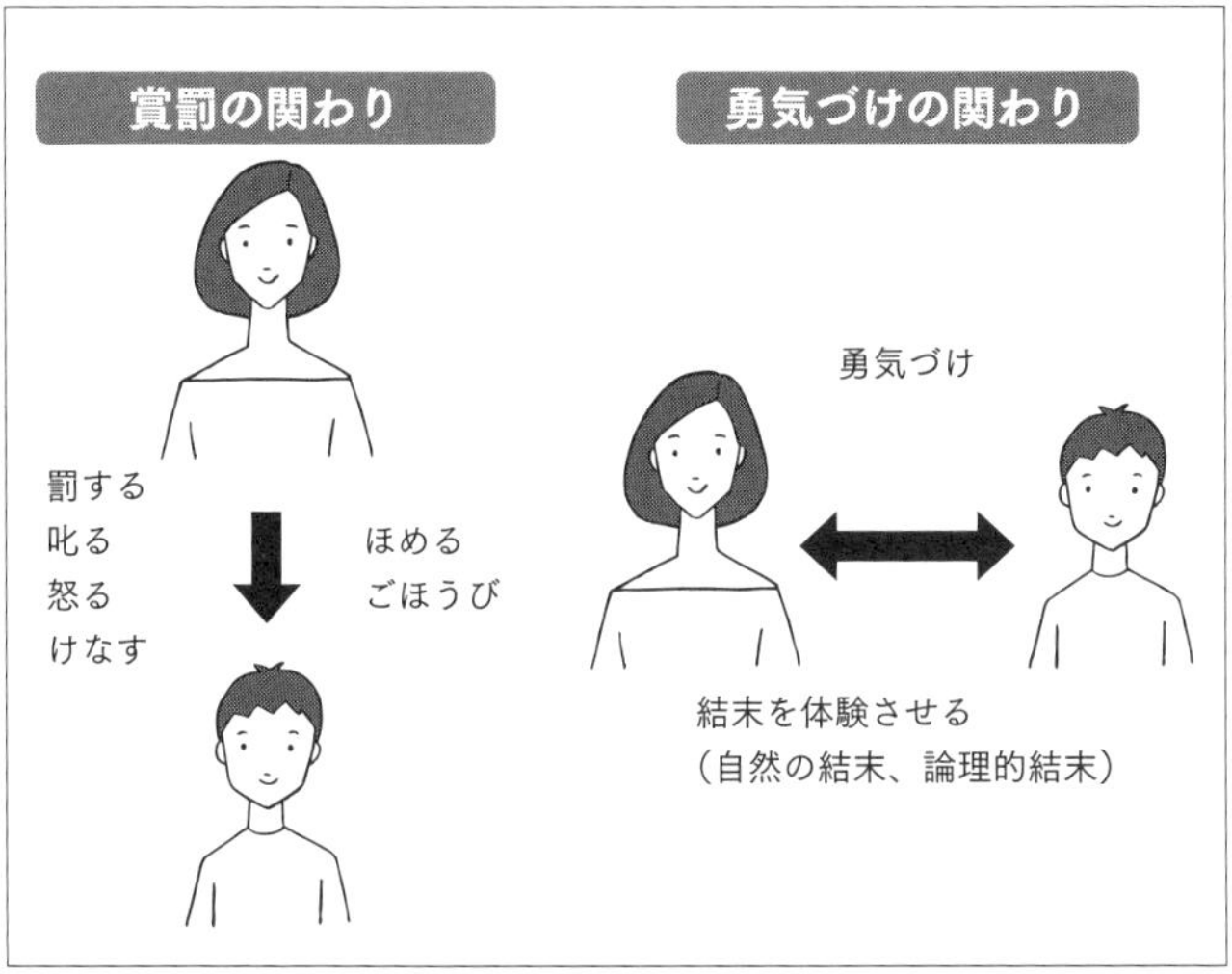

かも相互に作用します。

何かができたからではなく、できてもできなくても言葉をかけられるのが勇気づけです。そして、何かができなかったら、それを責めるのではなく、その結末を体験させ、そこからどう学ぶか？　自分自身で学び次の行動に活かせるように関わります。

ほめるに代わるものが勇気づけ、罰に代わるものが結末を体験させるということになります。

結末には、自然の結末と論理的結末の2種類がありますが、第5章で詳しく述べることにします。ここでは、罰に代わるものがあるのだということを知っておいてください。

賞罰の関わりは、相手を評価し、結果を重視する態度ですが、勇気づけでは、経過を重視し、相手の気持ちに寄り添い共感していきます。

小学2年生のKくんを子どもに持つ看護師Gさんのある日の出来事です。

Kくんは、漢字のテストの答案を持ち帰りました。そこには40点と書いてありました。いつもは、90点、100点が多いのに、今回は40点。こんなとき、賞罰の関わりだったら、どのような言葉をかけるでしょうか？　また勇気づけの関わりの場合はどうでしょうか。

【賞罰の関わり】

「40点！　なんですって！　そんなに低い点数で！　どうしたの？　あなたらしくない。いつもは、90点とか、100点なのに……。まったくこんなんじゃどうするの？　だめじゃない」

【勇気づけの関わり】

「40点。そっか。どうしたの？　毎日、漢字の書き取り、練習してがんばっていたよね。もしかしたら、試験の途中、具合でも悪くなったのかな？」

賞罰の関わりでは、40点という点数を低いとし、ダメ出しをしています。そして「どうしたの？」と尋問のように聞いています。「あなたらしくない」と人格まで責めていますね。

それに比べて勇気づけの関わりでは、事実を淡々と受け止め、冷静に対応しています。40点という点数をジャッジしていません。「どうしたの？」と問いかけ、相手からの言葉を待っています。そして、テストの結果だけではなく、テストの前に練習していたという経過も見ています。また、もしかしたら、具合が悪くなったのでは？　と別の要因の可能性も探り、多角的な目線で声をかけていますね。

勇気づけの関わりでは、このように失敗と思われるどんな状況でも声をかけることができます。

たとえ、0点であったとしても！

あなたは、お子さんから0点の答案を見せられたらどんな反応をしますか？　ほめる要素はないので、声もかけることできないと思われるかもしれません。

しかし、勇気づけの関わりでは、0点の答案を持って帰って来た。という状況でも声をかけることができます。

まずは、0点の答案を見せてくれたこと、それ自体に勇気づけすることもできます。

「よく見せてくれたね。」

私の話ですが小学校の頃、20点の答案を母に見せることができず、友だちの男の子に捨ててもらった経験があります。今考えると、見せても母は怒ることはなかっただろうし、見せても大丈夫だったのになぜ？　という思いもありますが、当時は見せられなかったのです。子どもなりにいろいろ考えていたのでしょう。

答案を見せてくれたKくん。勇気を振りしぼってお母さんに見せたのだと思います。そう考えると、Kくんに「よく見せてくれたね」という言葉をかけられる気がしませんか。

ほめ・ごほうびを繰り返していると起こること

ほめと勇気づけの違いをご説明してきましたが、ほめが、絶対にダメというわ

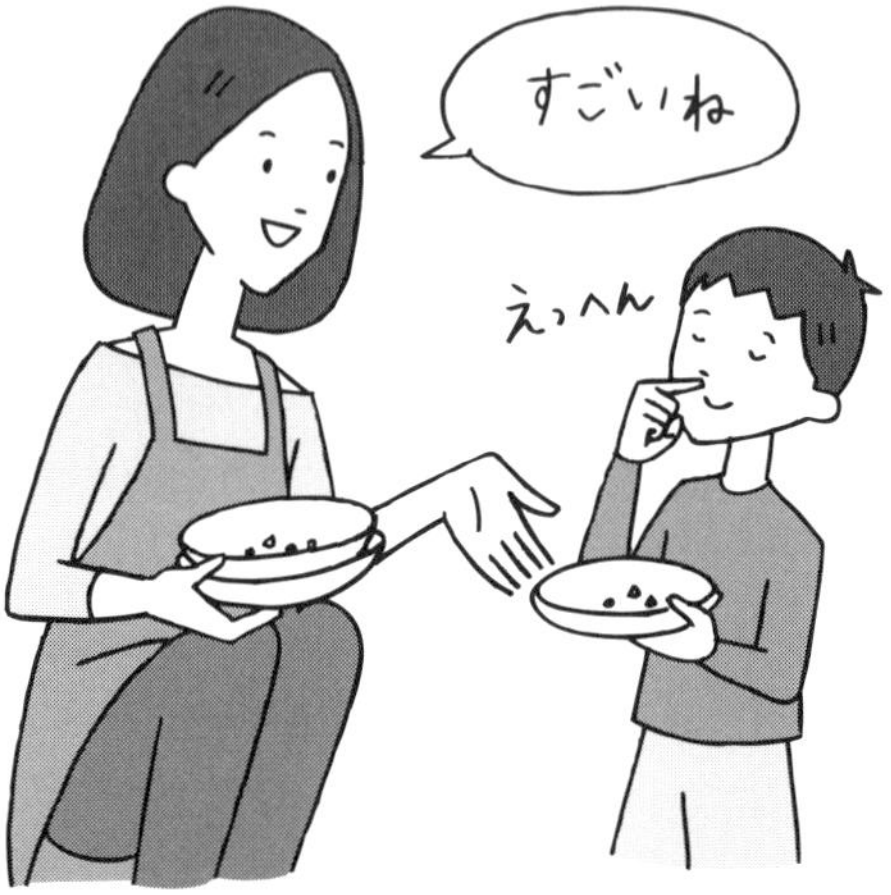

けではありません。叱ってばかり、怒ってばかりよりも、ほめるほうがいいでしょう。

しかし、ほめばかりで育てていると、ほめの副作用が出てくる場合があるのです。

私のアドラー心理学の講座を受講された看護師Nさんの話です。

5歳（保育園年長）のお子さんがいらして、家のお手伝いをしてくれたとき、きや妹弟のお世話をしてくれたとき、「すごいね」「えらいなあ」と何度も繰り返して言っていたそうです。

看護師さんは忙しいですから、子どもが手伝ってくれたら、本当に助かりますよね！

しかし、あるとき、お手伝いをしてくれたので「ありがとう」と伝えたら、不服そうに「すごいねって言ってくれないの？」「すごいねって言って」と言われたとのこと。

「すごいね」と言われたいから、やる。「すごいね」と言われないならやらない。だんだんそんなふうになってきたのです。このような話は、Nさんだけではありません。たくさんの方が同じようなことをおっしゃっています。

実は、我が家の子どもたちでも同じようなことがありました。

アドラー心理学を学ぶ前、当時4歳（幼稚園年少）だった長女に、「お手伝いをしたら1円あげるね」という約束をしました。数の勉強にもなればいいなというもくろみもあったのです。

しかし、そのうち、「玄関の靴をきれいに並べたらいくら？」「お風呂洗ったら何円？」「年中さんになったら、1回何円？　年長さんになったらもっともらえる？」と、お金をもらうことが目的のような発言が増えてきました（長女の名誉のために、もちろん毎回ではありません）。

本来ならば、「家族のお手伝いをしたい」「家をきれいにしたい」「きれいになったら嬉しい」「お手伝いって楽しい」という内側から湧き出る動機、貢献感を味わうことなどで、お手伝いをしてもらいたかったのに思わぬ方向に行ってしまい、これでいいのだろうかと悩んでしまいました。

その後、ヒューマン・ギルドの開発した「愛と勇気づけの親子関係セミナー」（SMILE）という講座で学び、「ごほうびには望ましくない効果がある」ということを知ったのです。

そこで私は、「お手伝いでお金を渡していた件だけど、ママは間違っていました。こういうのは良くないいって知らなかったの。知らなかったので、このような方法をとりました。ごめんなさい。だから、このやり方は、いったんなしにさせてください」と話し、この方式はいったん中止しました。

もちろん、お手伝いをしてもらってお金を渡すことがまったくいけないと言っているわけではありません。しかし、このように、子どもの行動の動機づけにほめやごほうびを使っていると、副作用が出てくることもあるということなのです。

ほめやごほうびの3つの副作用

このように、ほめやごほうびを子どもの行動の動機づけに使うと、次のような副作用を引き起こします。

1．ほめてくれる人がいないとやらない

ほめることで何かをやるという形が続くと、子どもはほめてくれる人がいないとやらないという状況になります。そして、ほめる人と、ほめない人を見分け、区別しながら行動するようになります。また、自分の中から湧き出る「やりたい」という気持ちが育ちにくくなります。

2．ごほうびがどんどんエスカレートしていく

子どもに何かやってもらうとき、ごほうびを与え続けていくと、何かすれば何かもらえるというように思ってしまいます。先述した我が家のお手伝い1円のエピソードがそうですね。1回1円だったのが、10円に、100円にとエスカレートしていきそうになりました。

このようなご経験はあなたもありませんか？

テストの成績を上げてほしい、勉強を頑張らせたいという思いもあって、「100点取ったら、ゲームを買ってあげるから」と約束する。

子どもは、ゲームが欲しいがために、買ってもらいたいがために、そのときは勉強を頑張ります。しかし、何回も100点を取るようになって、そのうちもっと高価なものをねだってくる可能性もあります。子どもに行動させるための誘導としてごほうびを使っていると、少し大きく成長すると駆け引きの材料として使ってくるかもしれません。

3．結果ばかりを重視し、失敗を恐れ、チャレンジしないようになる

できた、できないという結果に対して、ごほうびやほめ言葉は使われます。すると、何かができている自分はOKだけど、そうではない自分はダメという図式ができてしまいます。失敗を恐れ、絶対にできそうならやるけれど、少しでも失敗する可能性があるならばやらないというように、「チャレンジすること」を避けるようになります。

自分の内側から湧き出る気持ちではなく、ほめという外側からの因子で動く子どもは、消極的になり、親がこう言うから、こういう行動をしよう。というように、自分自身で考え、判断し、行動することが減り、依存的な子どもになっていきます。

このように、ほめることには、副作用がありますので、できるだけ勇気づけで関わるほうがよいですね。

しかし、「今までずっと、ほめたり怒ったりの子育てをしてきたので、勇気づけの関わりなんてまったくできていなかった、どうしよう」……と思われている方もいるかもしれません。

でも、大丈夫です！　どうぞご安心くださいね。

今まであなたができてなかったのは、単に知らなかったから。

知った今から実践していけばいいのです。

すべては「今ここから」です。

アドラー心理学は未来志向の心理学。変えられない過去を振り返るより、今ここから何ができるかを考えていきます。

パソコンでたとえますと、勇気づけは上書き保存ができます。古いもの、過去のものには、どんどん新しい学び、実践を上書きして保存していけばよいのです。今までできなかったのなら、今からここから！　どんどん上書き保存してきましょう。

「えらいね」「すごいね」など存在するグレーゾーン

ただ、ほめ言葉と勇気づけは、きっちり区別できるものではありません。次の図をご覧ください。ほめと勇気づけは重なる部分もあります。これをグレーゾーンとしましょう。

このグレーゾーンに入る言葉としては、「えらいね」「すごいね」「がんばってね」「いい子ね」などです。

先述の看護師Nさんの5歳のお子さん。家のお手伝いをしたとき「すごいねっ

【ほめと勇気づけの関係】

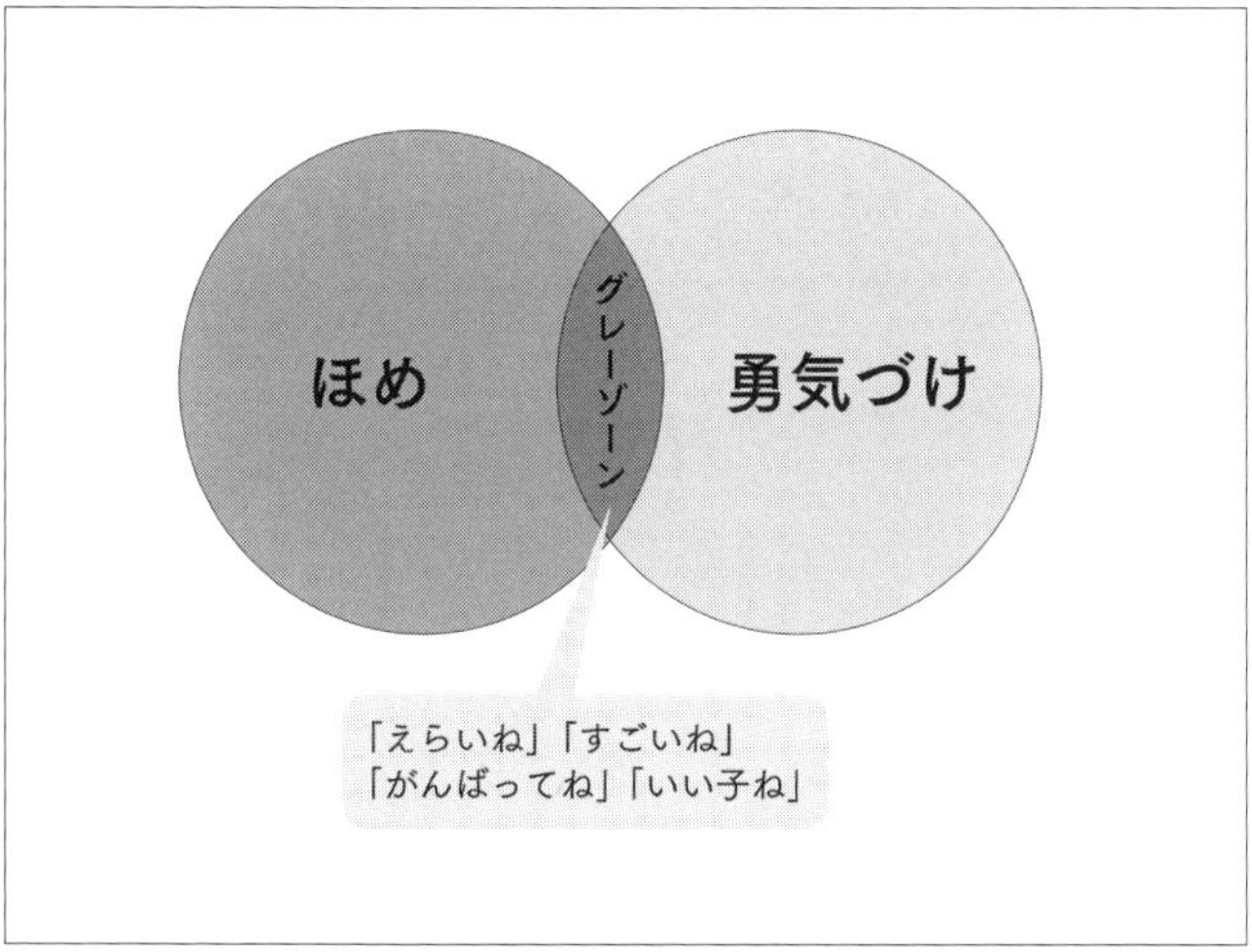

て言ってくれないの、すごいねって言って」というエピソードをご紹介しました。

これらの言葉は絶対言ってはいけないというわけではありません。しかし、「すごいね」を繰り返していると、このお子さんのように「すごいね」と言ってくれる人がいないと、やらないという、ほめの副作用を引き起こす可能性もありますので、こればかりにならないようにしましょう。

「がんばってね」に関しては、がんばっている子に「がんばって、がんばって」と言い続けるとつらくなってしまいます。しかし、間に「る」を入れて、「がんばってるね」にしてみるのは、お勧めです。「がんばってるね」にすると経過を見ている言葉に早変わりします。ぜひ「がんばってるね」も使ってみてください。

また、このグレーゾーンの言葉も含め、その他のほめ言葉ですが、私は、3歳くらいまでは、どんどん使ってもOKだと思っています。このころは「すごいね」「えらいね」とほめられ、認められることで、心の土台、心の器を作っている時期だからです。

それに、1歳くらいで歩き始めたお子さんに、「歩けたね！　すごいね！」と言いたいのに、勇気づけの言葉じゃないとだめだ！　と、「すごいね」と言ってはいけないから、別の言葉で……などと考えているうちに、声をかけそこなった……というのはナンセンスですよね。

何ごとも柔軟に。

力まず、ゆるく。

こうしなくてはいけない！　と思いすぎなくてもいいのです。

私が本書の中でお伝えしていることも、ご提案の1つにすぎません。たくさんある子育ての方法の中の1つなのです。お勧めされているから、書かれているから絶対やらなくてはいけないというわけでもありません。

違うなと思われることは、こういう考え方もあるのだなとさらりと受け止める。そして、あなたが、いいなと思うことがありましたら、1つでも2つでも取り入れていただけたらと思っています。

勇気づけに必要な3つのキーワード「尊敬・信頼・共感」

あなたは、「尊敬」という言葉を聞いて、どう感じますか？ なんとなく、年下の人が目上の人に対して仰ぎ見るニュアンスがないでしょうか。

しかし、アドラー心理学では、相互に尊敬しあうことが大事だと唱えています。人はそれぞれ年齢や性別、役割などの違いはあります。しかし、命の重さ、人間としての尊厳は同じです。私たち大人は、子どもよりちょっと先に生まれ、生きているだけの存在なのです。

ですから、親が、子どもよりも先に、より多く尊敬することが大事になってきます。

これは、「信頼」も同じです。「親の側からより先に、そしてより多く」子どもを信頼、尊敬すること。そうすることによって、子どもも親を尊敬、信頼するようになってきます。

信頼に似た言葉に、信用という言葉があります。しかし、この2つは大きく違います。「信用」とは、根拠が必要です。英語で信用はcredit。クレジットカードのように、担保があるから、お金を貸してもらえる、根拠があるから信じてもらえるという形です。

しかし、信頼には、根拠は必要ありません。無条件に信じます。子どもがどんな行動をしても信じ続けます。

そして、最後に「共感」です。共感とは、相手の目で見、相手の耳で聴き、相手の心で感じることです。

「子どもの目で見、子どもの耳で聴き、子どもの心で感じること」

子どもは子どもの世界を生きています。大人の私たちが思いもしない想像豊かな世界です。

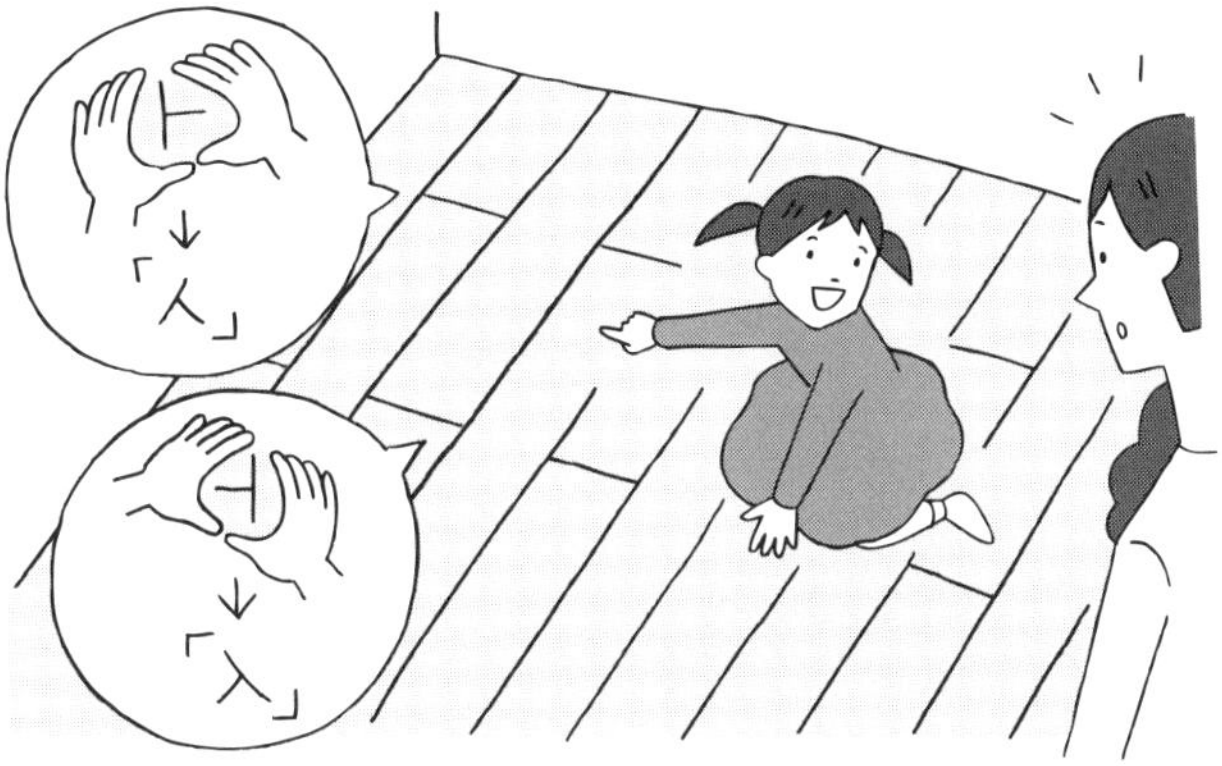

我が家の娘の話ですが、あるとき、フローリングの床をじっと見ながら、両手の親指と人差し指で輪を作って、行ったり来たりしていました。

何をしているのだろう？　と不思議に思っていたのですが、突然「ママ、こうやってみたら、『人』でしょ。そして、こうやってみたら『入る』という漢字だよ！」と叫んだのです。

単なるフローリングのつなぎ目を、そんな視点で見ているなんて。自分が見えている世界を小学校で学んだ知識と照らし合わせて、伝えてくれたのですね。

しかし、仕事から帰って食事を作って、洗濯物を取り入れて、お風呂の準備をして……とバタバタして余裕がない場合、このような子どもの行動も、「何やっているの！　床をじっと見るだけで！　早く宿題しなさい」などと言いそうですよね。

他にも、外に出かけたと思ったら、小さな石ころをたくさん集めてきて……。ポケットの中は、石ころと砂でいっぱい。なんてことやるの！　いたずらばかり！と思って聞いてみると、「かわいいしずくの形の石ころを見つけたから、ママにプレゼントしようと思って」ということもありました。

あなたもこのような経験がありませんか？

親の視点で見ると、困る、イライラ、心配のように感じることも、子どもの視点で見ると、意欲や好奇心、優しさの塊だったりします。

子どもの貴重な芽、どんな花が咲くか本当に楽しみです。大切に大切に育てていきたいですね。

子どもには無限の可能性があります（もちろん大人にも）。

どんな行動にも、共感の目で接し、「何を見ているの？　何を聴いているの？

何を感じているの？」と子どもに心を寄せることが、よりよい親子関係に近づく1歩となるのです。

子育てをするときに注意すべきたった1つのこと

アドラーは、『子どもの教育』の中でこう述べています。

子どもたちを育てる時、親や教師が決して子どもたちの勇気をくじくことがあってはならない。子どもの努力がすぐに実らなかったといって、絶望してはならない。子どもが活発でなく、無感動で、あるいはことに消極的であるというので、失敗することを予想してはならない。また、才能がある子どもたちと才能がない子どもたちがいるという迷信に影響を受けないようにしなければならない。

「勇気をくじく」という言葉が初めて出てきて、どういう意味だろうと思われた方もいらっしゃるかもしれません。

これは、勇気づけの反対語として位置するもので、①減点主義　②ダメ出し　③結果重視　④失敗を非難する　などが勇気くじきとなります。

私たちは、子どもたちを、つい自分たちの固有の価値観、見方で見て判断しがちです。しかし、子どもはさまざまな可能性を持っています。

どんなことがあっても、この子には、無限の可能性がある、そして、今は成長中なのだ、完成形ではない、と信じきること。

何か不適切だと思われるような行動をしたとしても、それには何か目的があるのかもしれないと想像し接すること。これがとても大切です。

子育てをするときに注意すべきたった1つのこと。

それは、子どもの言動に対して勇気くじきをしない！　ということです。

親が勇気くじきをせず、子どもを無条件に信じ、待ち、勇気づけることで、子どもに「自分っていいな」という思いと、自信を与えることができます。

課題の分離ができると子育てが楽になる

アドラー心理学というと「課題の分離」と考える方が多いかもしれません。アドラーの後継者たちにより、アドラー心理学の中に採り入れられ、他の理論ともとてもマッチしているので、よく使われている考え方の1つです。

あなたは、子育てをしている中で、子どもに何か起こったとき、「どうにかしてあげなくては」と感じて、心配したり、口を出したり、イライラしたり……。そして、解決のために手助けをしたりしたことはありませんか？ 実は、このような親の行動が、子どもを依存的にさせたり、親子ゲンカにつながったりするのです。

何か問題が起こったとき、「これは誰の課題だろう」と親と子の間に一度線を引き、親の課題と子どもの課題に分けてみると、解決の方法が見え、子育ても楽になってきます。

「愛と勇気づけの親子関係セミナー」（ＳＭＩＬＥ）の中で課題は「子どもの課

題」「親の課題」「共同の課題」に分けられるとしています。

そして、行為の結果は誰に降りかかるのか？　最終的に誰が責任を取るのか？を重要視しています。

少し例をあげてみましょう。

・子どもの課題：きょうだいゲンカや子供の性格、朝起きられないなど。

・親の課題：仕事が忙しい・親の転職・離婚・大学に入ってほしいという親の期待

＊子ども、親、それぞれの課題だとしても、相手が自分の課題について、相談したり依頼したりしてきたときは、共同の課題となります

例えば、宿題は子どもの課題です。しかし、どうしても難しい問題で、一緒に解いてほしいというときに「一緒に考えてほしい」と言葉で頼まれた場合、共同の課題にするかどうか、それに関わる家族のメンバーで相談します。そして、共同の課題にすると決まれば、そこで、初めて宿題を一緒に考えるという方法をと

ります。

分からないから、問題を解かずに泣いているだけでは共同の課題にはなりません。必ずはっきりと言葉に出し、相談し、依頼してくるのを待ちます。察するというのはありません。言葉に出して依頼するという「手続き」がいるということを覚えておいてください。

このように、何か問題が起こったとき、最終的な責任を取るのは誰か？　を考えて行動することが、課題の分離の考え方になります。

特に日々忙しい看護師さん。子どもの課題に踏み込んでしまい、ますます忙しくなっているということはないでしょうか。子どものことは子どもに任せましょう。子育ての目標は「自立」です。働くお母さんは、イライラせずに楽しく子育てするためにも、子どもが自立できるようサポートしていくことが大事です。

ただ、未就学児には課題の分離（最終的な責任を誰が取るかを考えて行動すること）は難しい部分もあるでしょう。おおよそですが、小学生以上の子どもの場合に適応するととらえるとよいでしょう。

課題の分離についてはこの後の章でも、事例をあげながら、詳しくご説明していきます。

共同体感覚の中にある4つの「感」を同時に持つ

アドラー心理学の中で勇気づけとともに大切にしている考え方が、共同体感覚です。共同体感覚とは、共同体（家族、地域、職場など）の中での所属感・共感・信頼感・貢献感を総称したもので、精神的な健康のバロメーターでもあります。

では、そもそも健康とはなんでしょう。いろいろなとらえ方があるかと思いますが、世界保健機関憲章前文（日本WHO協会仮訳）の中で「健康とは、病気ではないとか、弱っていないということではなく、肉体的にも、精神的にも、そして社会的にも、すべてが満たされた状態にあること」と述べられています。

子どものころから共同体感覚が持てるように親が関わることこそ、子育てで大事なことなのです。所属感、共感、信頼感、貢献感の4つの「感」を同時に持つことが共同体感覚だと言えます。心も体も安定し満たされ、幸せと感じられる状態と言ってもよいかもしれません。

【共同体感覚における4つの「感」】

共同体感覚	家族、地域、職場など共同体の中での所属感・共感・信頼感・貢献感を総称したもので、精神的な健康のバロメーター
所属感	自分には居場所がある、そして自分には価値があると思える場所があると感じられること
共感	相手の関心に関心を持つこと
信頼感	この世界は安全で、優しく、自分も他者も信頼できると感じられること
貢献感	自分は世の中や人の役に立っていると感じられること

1．所属感……自分には居場所がある、そして自分には価値があると思える場所があると感じられること

人は1人では生きていけません。家族、そして、学校、地域、職場などさまざまな共同体に所属しているという感覚が人には必要です。

そして、何かができている、できていないではなく、ありのままの自分でOKだという存在価値。そのありのままの自分を受け入れてくれる場所。この世界で、自分には居場所、安心・安全な基地があること。特に家庭内での子どもの究極目標は家族の中に居場所を見つけることになります。

2. 共感……相手の関心に関心を持つこと

相手の関心に関心を持つということは、自分ではなく、相手の目で見、相手の耳で聴き、相手の心で感じることです。自分の視点だけではなく、子どもや相手、他者の視点で物事を見、聴き、感じられるようになると、共同体の中で、よりよい人間関係が築けるようになります。

私の母は、私が小さなころから「自分のことだけじゃない、相手の立場になって考えよう。人にされて嬉しいことをやる、人にされていやなことはやらない」と口癖のように言っていました。これも、相手の視点で物事を見るということを教えてくれていたのだと改めて感じています。

3. 信頼感……この世界は安全で、優しく、自分も他者も信頼できると感じられること

あなたは、世界をどのように見ていますか？「世界は危険で敵ばかり」という思いで生きていたら、世界は危なく険しく、敵ばかりで心休まる暇もない日常が繰り返されるでしょう。しかし、「世界は優しい、世界は安全で人々は味方だ」

という思いで生きていたら、毎日は優しい出来事にあふれ、自分も他者も世界も信じ頼って生きていくことができるでしょう。

4. 貢献感……自分は世の中や人の役に立っていると感じられること

自分がやってもらうだけではなく、人に何かをする、仕事でも子育てでも何でもいいでしょう。自分自身が誰かの役に立ったと思えるとき、人は意欲が湧いてくるし頑張ろうという気持ちにもなります。

拙著『看護師のためのアドラー心理学』の共著者・岩井俊憲先生は、公式ブログの中で、こう述べられています。

貢献の〝contribution〟は、共に（con）与える（tribute）こと（tion）を意味します。

「共に与える」ことにご注目いただきたいと思います。

貢献することは、相手に与えることだけでなく、与える側も何かを与えられるのです。

人の役に立つことで、自分も相手も満たされる。この感覚を持てたら、人は幸せになれるでしょう。

「共同体感覚」と「勇気づけ」については、本書の中で、随時触れていきたいと思います。

第2章

子育ての前に必要なこと

何より大事なことは、自分の心を整えどんな自分にもOKを出すこと

本書は、『看護師のためのアドラー流子育て・自分育て』というタイトルになっています。「子育て」だけにしなかったのには、理由があります。実は子育ての前にもっともっと大事なことがあるからです。

生きていくうえで大事なことと言ってもいいかもしれません。

それは、自分の心を整えるということです。

心が整うと、どんな自分もどんな出来事もジャッジせず受け容れることができるようになります。

良い悪いではなく、マルバツでもなく、白黒でもない。

ジャッジのない世界、優しい世界。

自分の不完全さにOKが出せたら、相手の不完全さにもOKを出せるようになります。できていない自分、不完全な自分を受け容れられるようになると、不

適切と思われる行動をする子ども、不完全な子どものことも受け容れられるようになってくるのです。

では、心を整える方法を1つずつ見ていきましょう。

すべては必然で最善だと意味づける

アドラー心理学は、未来志向で楽観主義の立場を取っています。

楽観主義者は、変えられない過去は顧みません。今起こっていることはすべて自分の人生に必要なことだと考えます。すべては必然で最善なのです。未来に関しては、目の前の現実とこれからやってくる未来を、つながっている線だとします。そして、今つらいことが起こったとしても、いつか訪れる未来のために必要で起こっていると考えます。

反対に、悲観主義者は、取り戻せない過去について「ああすればよかった。あのせいでこうなった」と後悔と執着の日々。今現在を見ていません。そして、まだ訪れていない未来について「ああなったらどうしよう。こうなるかもしれない

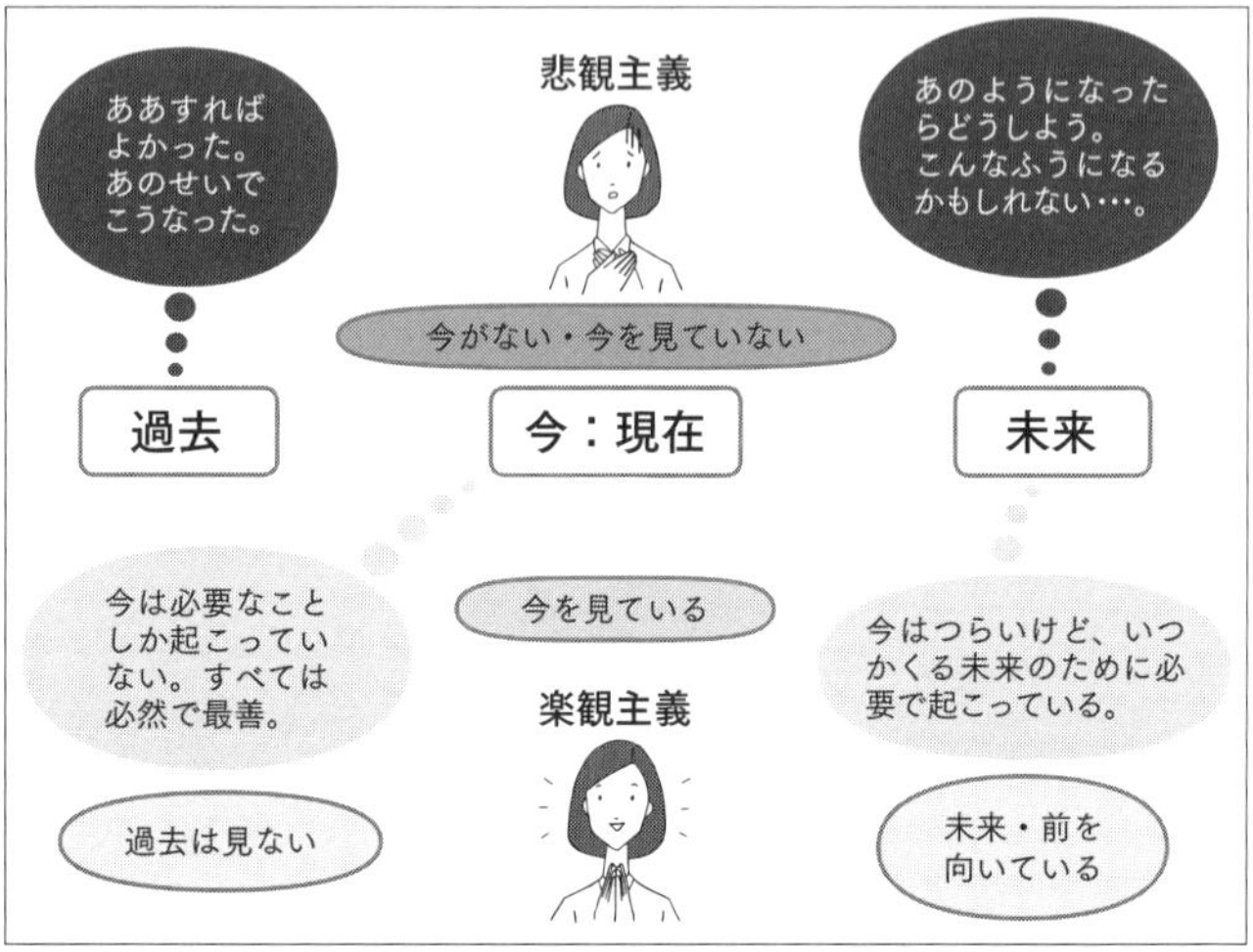

……」と心配したり憂鬱になったりするのです。

私もこのような経験を何度もしています。

今のつらい出来事ですら、いつか訪れる未来のために起こっていた

第1章でも書きましたが、私自身、子育てに行き詰り、悩み、藁をもつかむ気持ちで、アドラー心理学にたどり着きました。そのとき出会ったのが、勇気づけ親子教育専門家の原田綾

子さんですが、原田さんの講座（東京や埼玉）を受けたいけれど、4歳と1歳の子育てをしている身。そんな自分が、茨城から東京まで講座を受けに行くなんて、とんでもない！　ずっとそんなふうに思って、通信教材で学んでいました。

しかし、2年ほどして、3人目を授かって。子どもが3人になってしまったら、それこそ、県外に学びにいくなんてできなくなってしまう。今しかない！　そう思って、勇気を振り絞って講座に申し込みました。すると、抽選で外れてしまって、その次の回にやっと滑り込めたのです。よし！　3人目を産む前に埼玉まで通って勉強するぞ！　意気込んでいたら……まさかの切迫早産になってしまい、受講できなくなってしまいました。すぐに満席になる原田さんの講座。なぜ、今、切迫早産に……。と自分と自分自身の体を責めました。不可抗力で起こったことなので、責めるようなことでもないのに……。

しかし、受けられなくなったことを当時のベビーサイン教室の生徒さんたちに話したら、偶然にもそのクラスに原田さんのお友だちがいらして。その方がつくばに原田さんを呼ぼう！　と言ってくださり、トントン…と話が進み、単発講座で来てくださることになったのです。

またその単発講座に、別のアドラー心理学講座のリーダーの方がいらして、つくばで連続講座を開いてくださることになり、その1か月後、私は都内のＥＬＭ勇気づけコミュニケーション講座のリーダー養成講座に行けることになりました。資格をとった当時は、アドラー心理学の講座を開くことなどみじんも思っておらず、ベビーサイン教室の中で、勇気づけのエッセンスをお届けできたら……くらいの思いでした。しかし、今では、アドラー心理学のことが何よりも大好きで、このことをたくさんの方にお届けしたい！　という思いがあふれ出て、勇気づけを届ける仕事を使命として活動しています。

あのとき、切迫早産にならなかったら、どうなっていたでしょう？

今の私はなかったかもしれません。あのときは、なぜ、今？　と憂鬱になったり、自分を責めたり、本当につらかったのですが、今ならこの未来（現在）につながるために必要なことだったのだ……と思えます。すべては線なのですね。

それからです。

たとえ、病気になったとしても、「今は休みなさいということなのかな？」、車をぶつけることがあっても、「人身事故じゃなくてよかったよね。けがもなくてよかった」などと思えるようになりました。ネガティブな出来事が起こっても、必要以上に落ち込まなくなったのです。感情の揺れが、大きくマイナスのほうに動かなくなりました。

あなたも今までの人生を思い返してみてください。大なり小なりこのようなご経験がおありではないでしょうか？

悲観主義と楽観主義――あなたはどちらを〝選び〟ますか？

人間は自分の運命の主人であるとアドラーは言っています。

悲観主義でいるのか、楽観主義でいるのか？　私たちはどちらも選ぶことができます。

あなたはどちらを選びますか？

もし、楽観主義でいると決めたなら、まずはそう決めた自分を信じましょう。

そして、何かつらいこと、困難なことにぶち当たったとしたら、こう心でつぶやいてみましょう。

「大丈夫！　このことは、私の人生に必要だから起こっている。すべては最善で必然なのだ。だから大丈夫！」と……。

人間は意味の領域に生きているとアドラーは言っています。

何かが起こったという現実はあります。しかし、それにどのような意味づけ、解釈をするかは、自分自身で決めることができるのです。

「ポリアンナ効果」という言葉をご存知でしょうか？　アメリカの心理学者が使い始めた心理学用語の1つですが、1913年にエレナ・ポーターが書いたベストセラー小説『少女パレアナ』『パレアナの青春』の主人公Pollyannaにちなんでいます。

日本では、1986年にテレビ放映された『愛少女ポリアンナ物語』で一般に知られるようになりました。

主人公のポリアンナが、どんなことがあっても「よかった」という部分を探し、物事をポジティブにとらえ、成長していく物語です。

ポリアンナのように楽観主義であることを選び、人生において「すべては必然で最善だ」という意味づけ、解釈ができたならば、心も楽に穏やかに生きられるのではないでしょうか？

世界で一番大切な人・自分の心の声を聴く

看護師として患者さんのために、そして親として子どものためにと、人のために尽くすことが多い私たち。

患者さんの声や子どもの声、他者の声に耳を傾けることはありますが、自分自身の心の声に耳を傾けることは少ないのではないでしょうか。

あなたの心の声は、誰も分かりません。一番知っているのは自分。悩んだり、迷ったりしたときは、「本当はどうしたい？　何を感じている？」と自分自身に質問してみることが大切です。

本当はやりたい、本当はやりたくない。これを目指している、これは手放したい。と、あなたの心はサインを発しているかもしれません。

しかし、日常の忙しさに追われ、自分自身の声に気づかない。これって、自分自身を大切にしていませんよね。

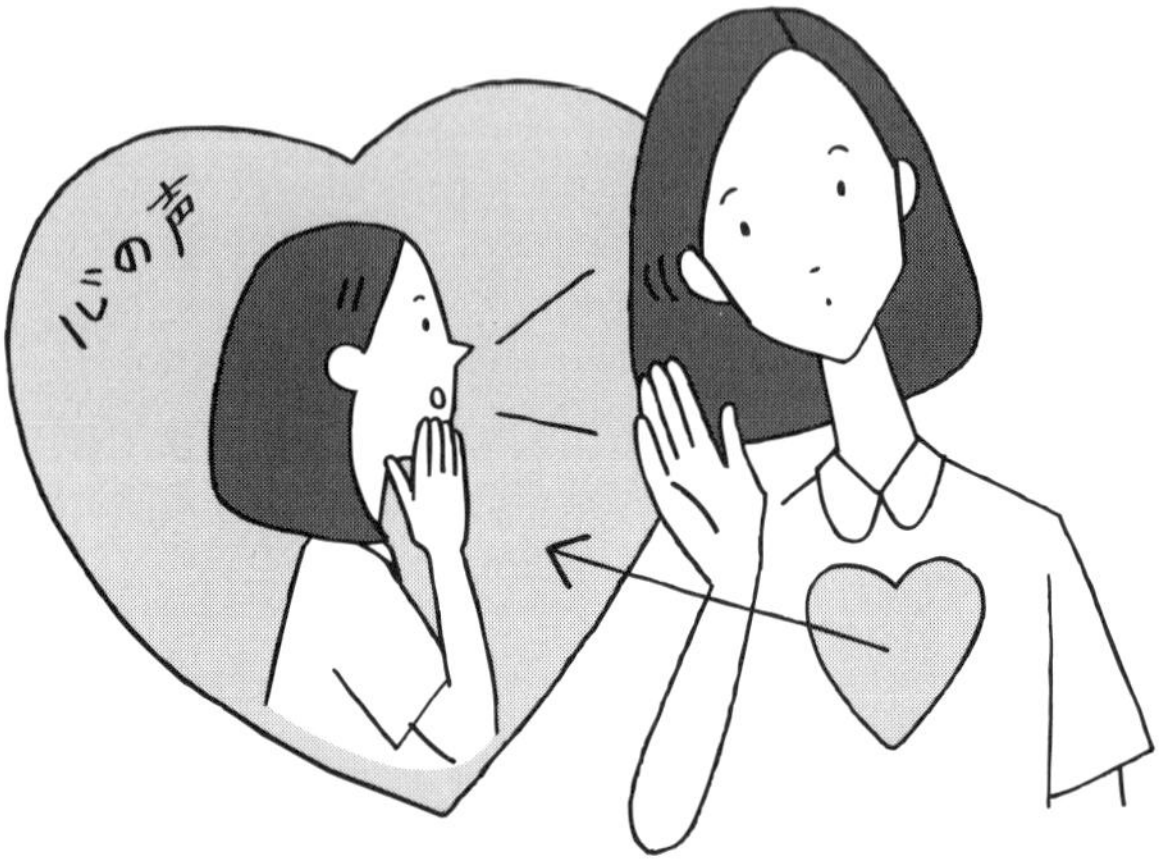

生まれたときからあなたの一番近くで応援してくれている人は誰でしょう。それは、他ならぬあなたです。世界で一番の味方であるあなたを、あなた自身が大切にしなければ、誰が大切にしてくれるでしょう。自分自身を世界で一番大切な人として扱ってください。

その世界で一番大切な人・自分の心の声を聴いていきましょう。

5歳（年長）と7歳（小学2年生）のお子さんを持つ看護師Hさん。日勤の仕事が終わり、保育園と児童館を回って家に帰って来ます。帰って来たら、すぐにご飯の支度。早くお風呂に入れないと、子どもたちは寝てしまう。

……とそんなとき「ママ～、ママ～、ちょっと来て～。今来て～、ママ～」と5歳の子どもの声。「今みんなのためにごはん作っているの！　今は行けないよ！わかるでしょ」と大きな声で怒鳴ります。それなのに、子どもは、「今がいいの、今見てほしいの！」と言ってきます。「無理だよ！　今は行けないって言っているでしょ！」と強く言い放ってしまいました。子どもはあまりにも強い言葉に驚き、泣いてしまいました。

Hさん自身も、こんなに言うつもりではなかったのに……と胸が苦しく後悔しています。

こういう状況、よくありませんか？　そして、怒ってしまった自分を責めてしまう方、多いと思います。

子どもを怒鳴ってしまった自分ってダメだ。ママって呼んでいるのに、ちゃんと話を聞いてあげられない自分って母親失格かも……。看護師をしているときの自分は患者さんの話をちゃんと聞いてあげられるのに、なぜ自分の子どもの話は聞いてあげられないのだろう……。

自分の心の声と対話する

しかし、こういうときにこそ、自分の心と対話をする。

「ついつい子どもを怒鳴ってしまったね。ダメなのは分かっている。でも、1日フルで仕事して、その後2か所も子どもの迎えに行って、ご飯作って、お風呂に入れて……。私、毎日頑張ってる。怒ってしまうときがあってもいいよ。大丈夫だよ。こんなときもあるよ」……と。

自分の感情に寄り添い、自分をねぎらってあげる。

自分を大切にする。

ネガティブな感情が湧き出てきたら、こんなふうに自分の心に語りかけてみるのもいいですね。

「どうした？ どうしたかった？」

自分の心の声が聴けるようになると、子どもや他者の声も聴けるようになります。

自分の心の声を大切にできるようになると、相手のこと、相手の心の声も大切にできます。そしてそれは、自分に共感することを通じ、相手に共感することにつながっていくのです。

セルフトーク「悪魔のささやき」と「天使のささやき」

今度は、普段あなたが知らず知らずのうちにつぶやいている言葉について考えてみましょう。あなたはいつもどんな口癖を言っていますか？ そして、普段どんなことを考えていますか？

セルフトークとは、心の中で自分自身に向かって言い聞かせている言葉のことです。人は1日に何万回もつぶやいていると言われています。

あなたは、どんな言葉を自分自身に向かってつぶやいていますか？

例えばこんな言葉をつぶやいていませんか？

「またやっちゃった」「また怒っちゃった」「だめだな……」「最悪……」「またできなかった」「いつも失敗ばかり」「周りは敵ばかり」「誰も私のこと分かってくれない」「かわいくない・かっこよくない」「やっぱりダメだ」「みんなに嫌われている」「またダメなパターンだ」「自分なんて必要ない」

左ページの下の枠に、図の中の言葉をあなたが普段つぶやいている言い方に変えて書いてみましょう。

書いたら、悪魔のように声に出して読んでみてください。誰かご家族の方に頭に角が生えている悪魔になりきって後ろから読んでもらってもいいですね。どんな気持ちがしますか？

嬉しくなる方は少ないでしょう。重く苦しい感じになる方が多いのではないでしょうか？

これらの言葉を1日に何万回も心の中でつぶやいていると思うといかがですか。なんだかどんどん元気がなくなり心も体も沈んだ感じになりそうですね。

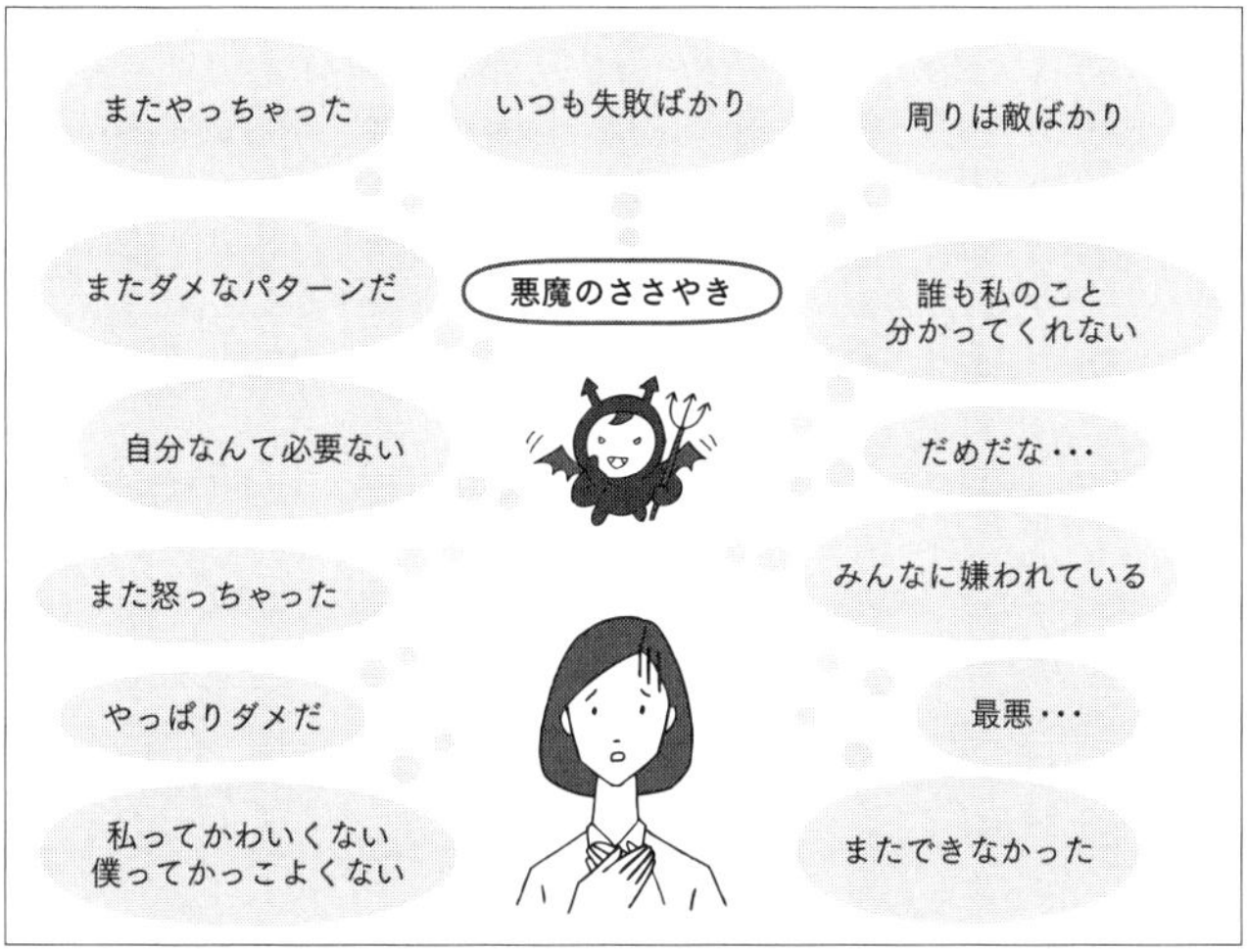
またやっちゃった
いつも失敗ばかり
周りは敵ばかり
またダメなパターンだ
悪魔のささやき
誰も私のこと
分かってくれない
自分なんて必要ない
だめだな・・・
また怒っちゃった
みんなに嫌われている
やっぱりダメだ
最悪・・・
私ってかわいくない
僕ってかっこよくない
またできなかった

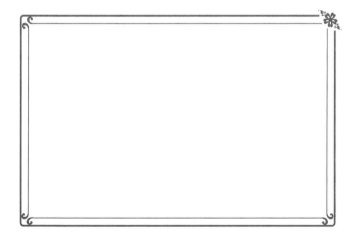

では、このような言葉はいかがでしょう。

「ひとりで頑張らなくてもいい」「私には無限の可能性がある」「ありのままの自分でいいよ」「どんな私もＯＫ」「失敗することもある」「私の人生は私のもの」「弱音を吐いてもいい」「完璧な人はいない」「人と比べなくてもいい」「どんどんよくなる」「ついてる、ついてる」「ゆったりしてもいい」「すべては最善、すべては必然」「世界は優しい、人々は仲間だ」

左ページの下の枠に、図の中の言葉をあなたが普段つぶやいている言い方に変えて書いてみましょう。

書いたら、こちらも同様に声に出して読んでみてください。今度は、天使をイメージしながら。家族の方に背中に羽が生えているような天使になりきって後ろから読んでもらってもいいですね。今回は、どんな気持ちがしますか？

なんとなく嬉しくなりませんか？　元気とパワーがじわじわと湧いてきませんか？　心が温かくなるのを感じられるのではないでしょうか。

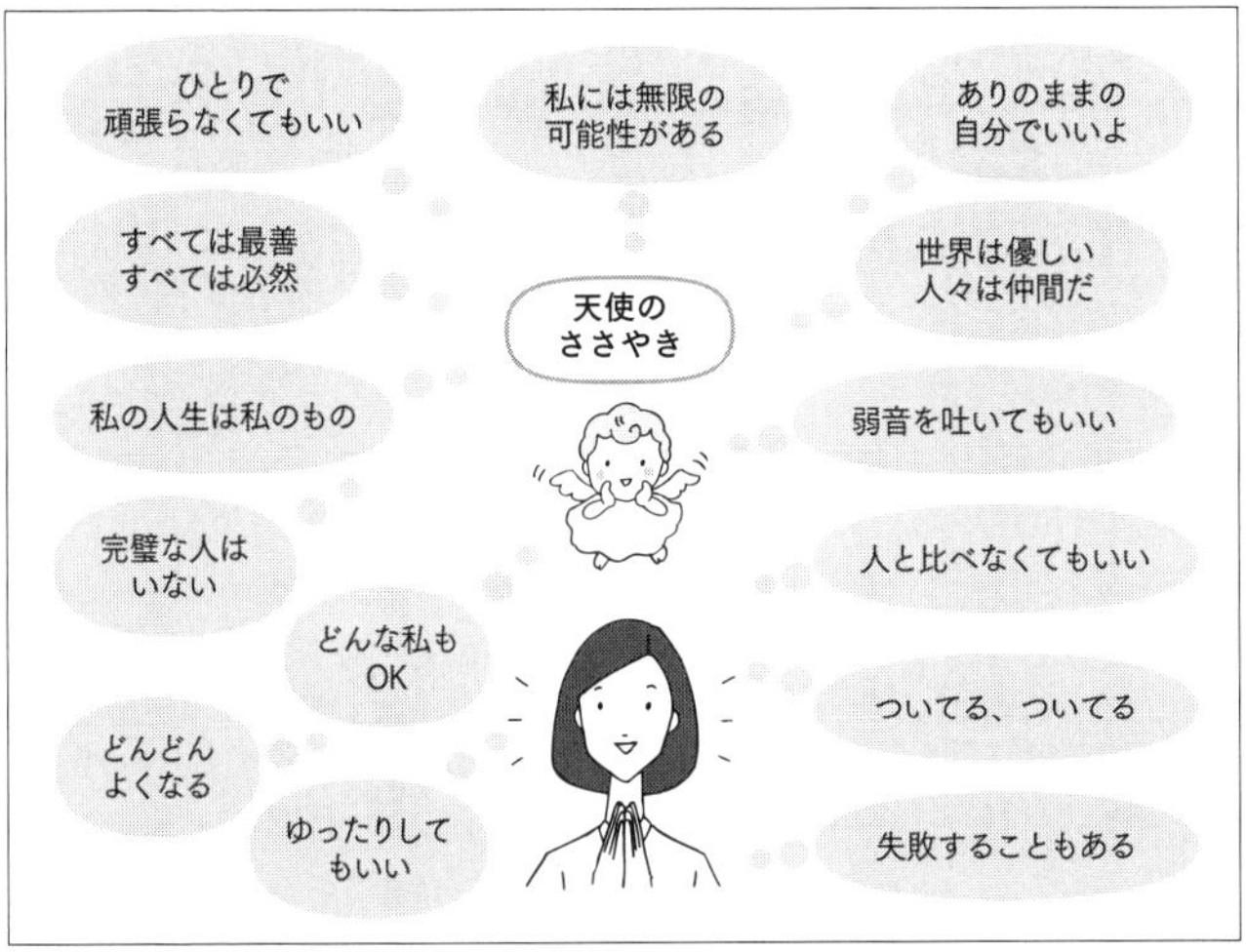
天使の
ささやき
ひとりで
頑張らなくてもいい
私には無限の
可能性がある
ありのままの
自分でいいよ
すべては最善
すべては必然
世界は優しい
人々は仲間だ
私の人生は私のもの
弱音を吐いてもいい
完璧な人は
いない
人と比べなくてもいい
どんな私も
OK
ついてる、ついてる
どんどん
よくなる
ゆったりして
もいい
失敗することもある

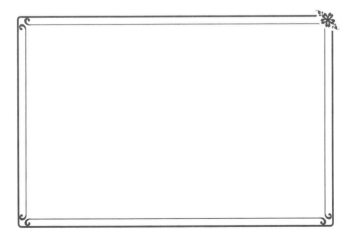

もしも、いつも悪魔のささやきが多いなと気づかれたら、そして、もし、それが不便だなと思ったら、今ここから天使のささやきを増やしていきましょう。

気づけた自分にヨイ出し！　です。すべては今ここからなのです。

子どもを満たす前に自分を満たす

アドラー心理学は別名「勇気づけの心理学」と呼ばれていることはすでにご紹介しました。勇気づけとは、「困難を克服する活力を与えること」です。

勇気づけというと、誰かを勇気づけるだけだと思いがちですが、そうではありません。

まず大切なのは、自分自身を勇気づけることなのです。

自分を勇気づけることは、自分を整える大事な方法の1つになります。

大人の私たちが、自分自身を勇気づけ、自分の心が満たされて、そして初めて他者や子どもを勇気づけることができます。

では、自分自身を勇気づけることがどうして大切なのか？　我が家のお出かけ事情をもとにお話ししていきましょう。

我が家は、幼稚園児1人、小学生2人の5人家族です。

いつも出かけるときには、家族5人全員が、水筒（マイボトル）を持っていきます。

でも、暑い日のお出かけの場合、子どもたちは、ごくごく、ごくごくと水を飲んでしまい、あっという間にボトルは空っぽに。

そんなとき、親である私の水筒に水が入っていたら私の水を分けてあげることができます。

逆に、私のボトルに水が入っていなかったら子どもたちに分けてあげることはできません。

勇気づけも、これと一緒です。

あなたの心のボトルに、勇気のしずくが入っていなければ勇気づけをすることはできない。ならば自分で自分のボトルにしずくを入れていきましょう。

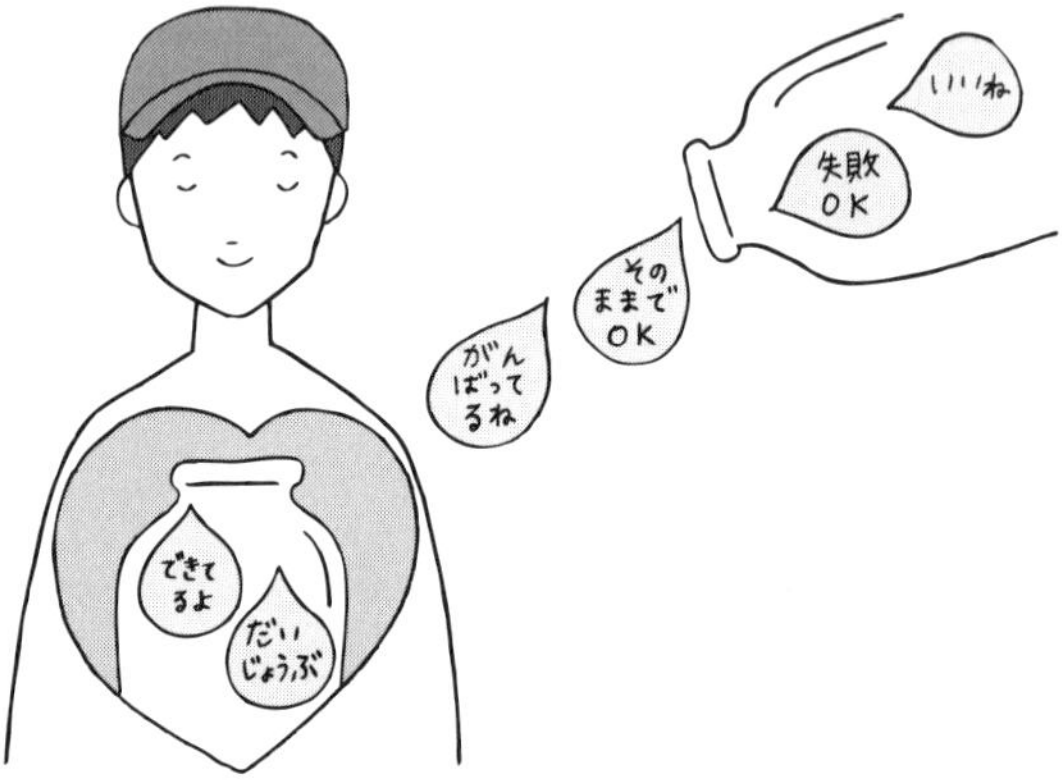

「できてるよ」「だいじょうぶ」「失敗ＯＫ」「いいね」「がんばってるね」「そのままでＯＫ」

まずは、自分自身に声をかけていくことが大事です。

自分自身を大切にして、自分自身を勇気づけして、勇気のしずくが、自分の心にたっぷりたまって、そこで初めて他者を勇気づけることができるのです。

当たり前のように目立たない自分の行動に、一つひとつ声をかける

自分自身に声をかけていくということが大事だとお伝えしました。

では、どんな言葉をかけていけばいいのでしょうか？

それは、何も特別な言葉ではありません。そして、特別なときでもありません。

当たり前のように目立たないこと、目立たないときに声をかけていきます。


しかし、この「自分自身に声をかける」という行動が簡単なようでなかなかできないことかもしれません。

私も看護師時代、意識して行ったことはありませんでした。

あなたも毎日、病院と自宅の往復。病院では患者さんのために、そして、家では多くの時間を家族のために使う。1日中忙しいのは、当たり前。誰かがねぎらってくれることもなく、看護師としての役目、母親として父親としての役目を淡々とこなされる毎日ではないでしょうか？

看護師なら、これくらいするのが当然！　親なら、これくらいやって当たり前！

あなた自身も、家族も周りもそう思っていることでしょう。
でも、そんなときこそ、自分自身の目立たない当たり前のことに対して声をかけていくことを意識していただきたいのです。

家でのあなたには、このような声かけを。
「がんばってるね」「よくやってるね」「毎日ごはん作っているね」「掃除、洗濯やってるね」「子どものお世話やってるね」「子どもと遊んだね」「子どもの送り迎えしたね」

病院でのあなたには、このような声かけを。
「病院に出勤したね」「今日も笑顔でいたね」「採血できたね」「足浴したね」「看護記録できたね」「無事に仕事終えたね」

ここまで読んで、こんな当たり前のことに声をかけるなんておかしいのではないか？　と思われているかもしれません。

しかし、もしあなたが病気になったら、家事をしたり子どものお世話をしたりすることはできません。

心が病んでしまったら、病院に出勤することもできなくなるかもしれません。

この世の中、当たり前と思っていることは1つもないのです。

今元気で生きていること、実は、それ自体が奇跡のようなこと。しかし、生きていることが当たり前すぎて、そこに注目することはあまりありません。

だからこそ、当たり前のように目立たない行動に、注目して一つひとつ声をかけていきませんか？　そうすることで、あなたの心のボトルに勇気のしずくが1滴ずつたまっていきます。そして、満タンになったボトルからは、しずくがあふれ出て、そのあふれ出た1滴が他の誰かの心のボトルを満たしたり、波紋のように広がり遠く離れた誰かに届いたり……。

そんなふうになれたら、うれしいですね。

自分の思考のクセを見直し、書き換える

では、次にあなたが日々何を考えているのか？　どういう思考を持っているのか見てみましょう。

次の言葉の後には、どのような言葉、文章が続きますか？　どんな言葉でもかまいません。自由に考え書いてみましょう。一言でも結構です。

（例）子どもとは　愛おしい存在。子どもとは　宇宙人。
父親とは　どっしりとした大木。父親とは　たのもしい。人生とは　学び。
人生とは　試練。

子どもとは

子育てとは

父親とは

母親とは

男とは

女とは

看護師とは（他職種の方はあなたの職業を当てはめてください）

仕事とは

世界（と）は

人生とは

あなたが書いた言葉を再度見直してみましょう。

あなたが書いた「子育てとは○○だ」「仕事とは○○だ」は、あなたがその言葉を、あなたなりの解釈で意味づけして見ています。

ここである寓話をご紹介したいと思います。有名な話なのであなたもどこかで耳にされたことがあるかもしれません。

ある町の入口に老人が座っていました。ある日のこと、よその町から1人の旅人が通りかかり、老人に尋ねました。

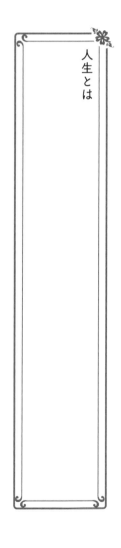

「私は他の町からやってきた者ですが、この町の人たちはどんな人たちですか？」

すると老人は逆に旅人に尋ねました。

「あなたが以前に住んでいた町の人たちはどんな人たちだったのかな？」

旅人は、「私が住んでいた町の人たちは、意地悪で自分勝手が多く、安心できないひどい町でした」と言いました。

老人は言いました。

「残念だね。この町の人たちも同じようなものだよ」

旅人は本当にそうなのだろうかと思いながら、町に入っていきました。そして間もなく、老人が言ったとおりの町であることを知りました。

しばらくすると、別の旅人がやってきて、その老人に尋ねました。

「私は他の町からやってきた者ですが、この町の人たちはどんな人たちですか？」

老人は、前の旅人と同じように質問しました。

「あなたが以前に住んでいた町の人たちはどんな人たちだったのかな？」

今度の旅人は、このように答えました。

「私の住んでいた町の人たちはとても親切で、心の優しい人ばかりでした。とても住みやすく素晴らしい町でした」

「それはよかった。この町の人たちも同じようなものだよ」

旅人は、ほっとして、町に入っていきました。

そして間もなく、老人が言ったとおりの町であることを知りました。

目に映っているすべての出来事・世界はあなたへのメッセージ

あなたは、この寓話を読んでどのように感じられましたか？

「子育てはつらい」と書けば、つらい子育ての毎日となります。

「世界は危険、敵ばかり」と書けば、何が起こるか分からない世の中に、そわそわして危険におびえながら過ごすことになります。

しかし、「世界は優しい」と書けば、他者と世界の優しさを感じ、安心感のある世の中になるでしょう。

要は、あなたがどのような見方で物事を見ているか？　どのような思い込みのクセを持って生きているか？　なのです。

思い込みのクセというものは、あなたが今まで生きてきた中での自分の体験や、出来事、教えられてきたことなどから形作られています。

あなたの心の中が、周りの世界に投影されているのですね。

先ほどの空欄にあなたが書いた言葉は、ネガティブな言葉でしたか？　ポジティブな言葉でしたか？　もしも、その思い込みが、ネガティブだなと思ったら、そしてネガティブであることが不便だなと思ったら、ポジティブな言葉に書き換えてみましょう。

あなたの思い込みのクセを書き換えていくことで、心は少しずつ整っていきます。

アドラー心理学では、意識と無意識がともに1つの全体を形成していると考えています。全体論と呼ばれているものです。「意識」と「無意識」、「理性」と「感情」、「心」と「体」などの部分にきっちりと分けられない。またその部分をかき集めても人間にはならない。人間は全体として1つの生命体であり、部分に分けて考えてはいけないとアドラーは唱えています。

心と体はつながっています。

世界は優しいと設定すると、世界は優しい人、優しい出来事にあふれています。

日本を代表するシンガーソングライターの松任谷由美さんの曲で「やさしさに包まれたなら」という曲をご存知でしょうか？

その中の歌詞に、目に映っているすべての出来事や世界はメッセージだという意味のフレーズがあります。

世の中のすべての出来事は、あなたへのメッセージなのです。

小学生のお子さんを持つ看護師Bさん。仕事が忙しくて、所属部署の委員会の仕事もあって、しかも看護研究論文も書かなくてはいけない……。夜中まで論文を書いていたけれど、明日は、子どもの参観日。疲れがたまっているし眠いけれど、子どもの参観日には行かなくては！　と思っていたら、急にポンと38度の発熱。

38度あってはさすがに授業参観に行くことはできません。必然的に家でゆっくり休めることになりました。

このようなことは、あなたもありませんか？　頑張り屋の看護師Bさん。たくさんの役割、仕事を抱えて、すべてを完璧にこなそうとしていました。

この熱は、「休んだほうがいいよ。ゆっくり休んで」とBさんの身体がサイン・メッセージを送って、強制的に休ませてくれたのかもしれません。

このようなことが、自分自身の体だけではなく、子どもや周りの人の言動として現れることもあります。あなたの心と子どもの心もつながっているのです。

ちょっと疲れたな……仕事、休みたいけど、休めないな……と思っていたら、お子さんが風邪を引いて学校に行けなくなった。そのため、看護師であるお母さんも仕事を休まなければならなくなったという方もいらっしゃいました。

子どものネガティブな行動もあなたに大切な何かを伝えている

現役の看護師ではありませんが、バリバリやりたい仕事をされているお母さん。勉強も何事もマイペースのお子さん。そのお子さんが不登校ぎみになり、登校班では学校に行けなくなってしまいました。しかし、お母さんが一緒に行けば、どうにか行けるということで、毎日お子さんと一緒に学校に歩いていくことに。一緒にゆっくり通学路を歩くことで、道に咲いている花を2人で見たり、雲が流れていく様子を見たり、雨の音を聞いたり……。

猪突猛進で仕事を頑張ってきた方でした。しかし、そのお子さんとの関わりを経て、「ゆっくりでもいいんだよ。自分のペースでやってもいいんだよ。行きたくないなら、行きたくないって言ってもいい、やりたくないことは、やらないと言ってもいいんだよ」というメッセージを受け取ったのです。

断ることがとても苦手で、人のことを何より優先して、自分を抑え込み、仕事をしている部分もありました。

実は、これ、私のことです。

自分のことよりも、人のこと。仕事大好き、でもちょっと違うな……と思うこと、違和感を覚えることも、「お世話になったから」「○○だから」という理由で、引き受けていたこともありました。

看護師時代に培われた他者優先、自己犠牲の世界観。完全に相手ファースト。自分を大切にしていなかったのかも……しれません。

娘は登校渋りという行動を通して、「ママ、もっと自分を大切にして。自分のペースでいいんだよ。やらないと、断る勇気を持って」とメッセージを送ってくれたのですね。

そして、不登校ぎみだった娘ですが、その頃のことがうそだったかのように今は元気に学校に通っています。

親の心が整い行動が変わると、子どもの行動にも変化が見られるのですね。

親と子どもの心はつながっています。

子どもの問題と思っていることも、実は、親の心が整うと自然と解決していくことが多いのです。

喜怒哀楽——どの感情も等しく丁寧に扱う

不完全な自分を語るとき、「怒り」「悲しみ」という感情も気になると思います。怒るよりも、怒らないほうがいいでしょう。

しかし、「喜怒哀楽」という言葉があります。

感情は、四季「春夏秋冬」のように当たり前のようにあることです。怒りだけ、悲しみだけをぽいっと排除する必要はありません。

怒ってはいけない、泣いてはいけないと感情を隠し閉じ込めていると、自分の感情に鈍感になり心の変化に気づかなくなります。

自分の感情を素直に感じ出していると、他者の感情にも敏感になります。相手がどんなことを感じているのか？　どんなことを想っているのか？　気づけるようになるのですね。怒る自分もＯＫ！　悲しむ自分もＯＫ！　泣いてしまう自分もＯＫ！

親が感情を素直に出しているところを見て、子どもも「怒ってもいいんだ、泣いてもいいんだ」ということを学びます。

そして、親が感情を出してはいけないと感情を押さえていると、子どもも「怒ってはいけない、泣いてはいけない」と感情を出さない無感動、無関心な子どもになってしまうかもしれません。

もし、子どもに対して怒ってしまい悪かったと思ったならば、気づいた時点で謝ればいいのです。

「さっきは、かっとなって怒ってしまってごめんね」

勇気づけやアドラー心理学をどれだけ学んでいても、怒ることはあります。人間ですから。

子どもと共に感情の大切さについて学べるお勧め映画

『インサイド・ヘッド』という映画をご存知ですか？　２０１５年公開のディズニー／ピクサーのアニメーション映画です。

11歳の主人公の女の子ライリーの頭の中（心の中）に存在する5つの感情「喜び（ヨロコビ）」「悲しみ（カナシミ）」「怒り（イカリ）」「嫌悪（ムカムカ）」「恐れ（ビビリ）」たちによって繰り広げられる冒険ファンタジー。

ライリーを楽しい気持ちにすることが役割のヨロコビ、嫌いなものを拒絶する役割のムカムカ、怒ったときに怒りを爆発させる役割のイカリ、危険を察知しライリーを守る役割のビビリ。しかし、ライリーを悲しい気持ちにさせてしまうことしかできないカナシミの役割については謎に包まれていました。

しかし、物語が進むにつれて後半でカナシミの持つ深い意味と秘密が明かされていくのです。ご覧になられていない方もいらっしゃると思いますので、ここで詳しいストーリーを述べることはやめておきますが、１つだけ、映画の中のあるキャラクターにヨロコビとカナシミがそれぞれ話しかけるシーンをご紹介しましょう。

映画の中には、ライリーが幼かった頃に作り上げた空想上の友だちビンボンというキャラクターが出てきます。そのビンボンがとても落ち込んで立ち上がれないくらいのとき。

ヨロコビは「大丈夫だよ！ 元気出して！」と励まします。しかし、ビンボンは何も反応しません。ヨロコビはどうしていいか分からず、途方に暮れます。するとカナシミがビンボンの隣にやって来て「分かるよ。悲しいよね」とビンボンのことを抱きしめます。しばらく抱き合ったのち、ビンボンは立ち直るのです。

ヨロコビは何が起こったのか？ 何をしたの？ とカナシミに尋ねますが、カナシミ自身もよく分かっていません。

これと似たようなことが、物語の後半にライリーが両親との小さな頃の思い出を振り返るシーンでも出てきます。

悲しみという感情を無視したり、排除したり、無理に励ましたりしない。悲しみという感情に気づき、感じ、味わうことが大事なのです。

悲しいという感情をそのまま感じ、「そうだね。悲しかったよね」と心の声を聴き、共感し、対話する。

怒りや悲しみは、一見不快な感情として、見ないように隠したり押さえつけたりしがちです。しかし悲喜こもごもという日本語もあります。どんな感情もあなたの一部だし、大切な感情なのです。

『インサイド・ヘッド』

素晴らしい映画で、子どもに感情の大切さを伝えるのにとてもお勧めです。まだご覧になったことがない方は、ぜひ1度ご覧になってはいかがでしょう。お子さんと感想や気づきを語り合う時間をとってもいいですね。

相手ファーストではなく、自分ファーストで

つい、あなたは、完璧な親であろうとしていませんか？　完璧な看護師になろうとしていませんか？　誰かを頼ることはいけないこと、1人で頑張らなくては！　と思っていませんか？　「こうあらねばならない」「こうあるべき」という

考えに固執してしまって、がんじがらめになり苦しくなっていませんか？

医療の世界で生きる私たち。

仕事をするうえで手を抜いていいということはありません。しかし、人間は不完全な生き物。できる部分、できない部分。両方あっていいのです。

子育ての前に必要なこと。

それは、不完全な自分を受け入れ、心を整えること。

どんな自分にもＯＫを出していきましょう。

親であるあなたが、不完全な自分を受け容れられたら、目の前の子どものことも受け容れられます。

逆に言うと、不完全な自分を受け容れられないから、不完全な自分にダメ出しをしてしまうから、不完全な子どもを受け容れられない、不完全な子どもにダメ出しをしてしまうのですね。

どんな自分も受け容れ、許す。

そして、たくさん声をかける。自分と対話する。

「失敗いっぱい大歓迎だよ」「失敗したのはチャレンジした証だよね」「今はまだまだ成長中」「完璧な人なんていない」「あれはできなかったけど、これはできてるよ」「いつもありがとう」「よくやってるね」「毎日お疲れ様」

自分自身を世界一大切な人として扱いましょう。自分を粗末に扱っていると、周りの人からも粗末に扱われます。

相手ファーストではなく、自分ファーストで。

これは、わがままに生きるという意味ではありません。自分自身を大切にできる人が、周りの人のことも大切にできますし、周りの人からも大切にされます。

親の心が整ってくると、子どもの心も整ってきます。すると、自然と子育ての問題も解決してくるのです。

自分を信じ、ゆるみ、満たす。

まずは、あなた自身を整えることから始めましょう。

第3章

ひとりで頑張らない！
周りとともに子育てを

頑張るガチガチ子育てから、頑張らないゆるゆる子育てへ

3人の子育て真最中の私。子育てで行き詰まり悩んだことをきっかけに、アドラー心理学に出会い、また潜在意識やそれ以外のことをたくさん学んできました。

どちらかというと完璧主義で頑張り屋だった私は、学びを深め、2人目、3人目と子育ての経験を積むうちに、少しずつ肩の力が抜けて、頑張らない子育て、ゆるゆる子育てができるようになってきました。

しかし、第1子を子育て中は、頭も心もガチガチ。子育てがうまくいかず、まだ何もわからない子どもを怒ったり、手を上げそうになったり……。そんな自分が嫌で、寝かしつけをしながら子どもに「ごめんね」と、枕を涙で濡らしたことも何度もありました。

しかし、3人目の子育てとなると、「○○すべき、○○せねば」、いわゆる「べきねば」が少なくなり、力が抜けるようになってきました。

この3人目のゆるゆる子育てが、第1子からできていたらどんなに楽だったでしょう。しかし、第1子のガチガチ育児があったからこそ、今の私がいます。

長女4歳、次女1歳のときに子育てに行き詰まり悩み、あのときの体験があったからこそ、アドラー心理学に出会いました。そして、アドラー心理学を伝える立場となり、こうして本書を通してあなたとも出会えています。

あなたも子育てに悩み、こうすればよかった、ああすればよかったと反省、後悔がたくさんあるかもしれません。

しかし、すべての経験、ネガティブだと思う体験も（これもネガティブだと自分で意味づけしています）今のあなたを作ってくれた大切な要素なのです。一つひとつの経験の点が1本の線となり、そして道しるべとなって、これからのあなたを創っていくに違いありません。

看護師なのに……できない私

第1子の妊娠、出産。何もかもが初めての体験で……。看護学生の頃は産科実習も経験したのですが、専門分野が違えばほとんど忘れているし、分からないことばかり。

出産時、入院のアナムネ用紙（基礎情報用紙）に以前の職業を書く欄があり「看護師」と書くのにためらいを感じたのを覚えています。看護師なのに、分からない自分に心の中でダメ出ししていました。

ここで、看護師なのに……と関連付ける必要もないのですが、なぜか関連付けてマイナスのできないことばかりに注目して、退院のときにはすでに自分はちゃんと子育てできないかも……と自信を失っていた気がします。

夫は仕事の時間を調整し、お風呂入れや寝かしつけなど可能な限り一緒に子育てをしてくれました。九州に住む母も、病気の父の介護があったにもかかわらず、私の異常な状況を察し、１か月ほど手伝いに来てくれました。今思うと、とても恵まれていた状況でした。

しかし、「ちゃんと」「きちんと」「しっかり」を求める私は、自分のできていないことばかりに注目していたのでしょう。『母乳がうまく飲ませられない自分＝ダメな母親』という図式で自分を責めてばかりいました。

生後半年くらいになってようやく授乳をはじめとした子育てのペースがつかめてきましたが、それまでは、ストレスフルな毎日を送っていた気がします。

子育ては、6割主義でも、4割主義でもOK！

授乳の件が落ち着いてくると、今度は離乳食。なかなか食べてくれない……という新たな悩みが出てきます。

ちょうど1歳を過ぎたころでしょうか？ 夫が出張で10日ほど不在となりました。言葉を話せない赤ちゃんと2人きり（ベビーサインは教えていましたが……）。

せっかく娘のために食事を作ったのに、バシャーンと手で落とし、ギャーと泣かれる。

泣きたいのはこっちよ……と思い、片づけながら涙がぽとぽとと床に落ちる。

そんなとき、どこかでもらった子育て向けのチラシに栄養士さんのこんな言葉が書いてありました。

「食事は、1日単位、1週間単位で考えたらいい。バランスも1週間単位で考えても大丈夫」

ごはんは、毎食バランスよくちゃんと1日3回食べさせなくてはいけないと思い込んでいました。

このときも「ちゃんと」「きちんと」「しっかり」の呪縛にとらわれていたのですね。

「そうだ、この子は離乳食は食べてないけど、おっぱいは飲んでいる。バナナも食べている。うんちもおしっこもちゃんと出ている。それでいいじゃない！」と思えたのです。

少しだけ心が軽くなりました。自分の不完全さを受け容れたのですね。

私たち看護師は、人の命を扱う現場で働いています。そのため、仕事上では完全、完璧を求められることが多いでしょう。ミスが許される職場ではありません。その流れで、子育ても完璧にできなくては！　と必要以上に力が入ってしまう方が多い気がします。私も含めて。

しかし、子育てに完全、完璧を求める必要はないのです。

子育ては6割主義でも、4割主義でもいいのではないでしょうか。頑張りすぎず、肩の力を抜いて子どもと過ごす。

子育てをするというよりも、子どもと共に親も一緒に育っていく。子育ては自分育てなのですね。

ここまで母親目線でお話ししてきましたが、父親も同じです。もしかしたら、母親と同じくらい、もしくはそれ以上に、子育てには戸惑い、迷い、悩みがあるかもしれません。

しかし、子どもが生後6か月なら、あなたもまだママ歴、パパ歴6か月。子どもが2歳なら、あなたもまだママ、パパ2歳なのです。できないことがあっても当たり前！　ですよね。

母親として、父親として力まずゆるく、不完全な自分を受け容れられるようになると、毎日が楽になり、心が整ってきます。すると、子育てにも余裕が出てくる。家庭、家族関係がうまく回り始めると、自然と職場での自分にも余裕が生まれ、対人関係もうまくいくようになってくることでしょう。

人を頼るということ

看護師としての仕事からは遠ざかっていましたが、出産直後からベビーサイン

（まだお話ができない赤ちゃんと手話やジェスチャーでコミュニケーションをとる方法）の講師をしていました。1人で生徒さんを抱え講座を開催する。代理がきかない仕事です。自分自身の健康管理はもちろん、子どもたちの健康管理にもかなり気を使っていました。

しかし、そんなあるとき、まだ生まれて半年くらいの三女が風邪を引いてしまったのです。

夫は仕事。義理の両親もあいにく都合がつかない。託児所には預けられない……しかも、講座を振替にすることは困難……という状況。どうしよう……初めての場所だけれど、病児保育を申し込もうか……。

そんなことを考えながら、SNSにぽつりとつぶやきました。

「まだ小さな三女。でも風邪を引いてしまって……預け先がない……どうしよう……初めての病児保育に預けるかな……」

すると、ある方がコメントで、「預かりましょうか」と言ってくださったのです。

ベビーサイン教室の卒業生さんで、次女の幼稚園の同級生ママKさんでした。

今でこそ、その方とは親友ですが、当時は子どもを預かってもらえるほど親しくもなく……。

頼ることが苦手だった私は悩みましたが、彼女の厚意に甘えることにしました。

結局、このときの出来事をきっかけに、Kさんとは家族ぐるみでお付き合いするようになり、また、お互いに子どもを預け合える仲になりました。

九州から結婚を機に関東に来たため、親はもちろん、親戚や知り合い、友人もほとんどいないなか、自分のことは自分でしなくちゃ！　子育ても自分で（自分だけで）頑張らなくちゃ！　と思っていた私。もちろん夫はたくさん手伝ってくれていました。義理の両親もできる限りサポートしてくれました。

しかし、子どもが3人になった時点で思ったのです。2人ならば手が2つあるので、どうにか2人の世話ができます。でも、子どもは3人。明らかに手が足りないのです。1人ではどうにもできない、誰かを頼るしかない、頼らざるをえない。「助けて」と言うしかないのです。

私は思いました。きっと三女は、私に、「人を頼ってもいいよ。甘えてもいいよ。

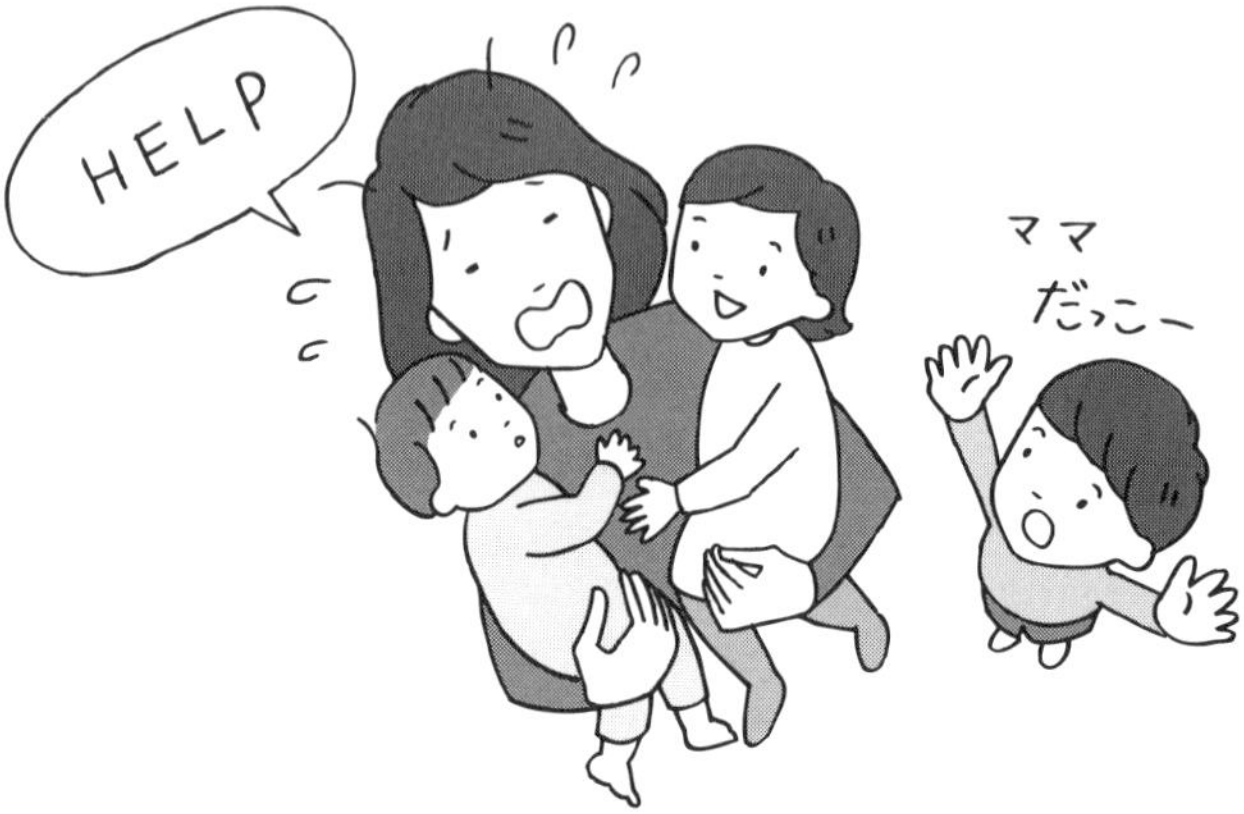

助けてって言ってもいいんだよ」というのを教えたくて生まれてきてくれたのだと……。

このことをきっかけに、私は少しずつ友だちを頼れるようになりました。

それまでは、友だちに子どもを預けるなんてありえない。自分の子どもなのに、他人に迷惑はかけられない。相手の負担になってしまうから、頼ってはいけないと思い込んでいた部分もありました。

しかし、Kさんは、こうも言ってくれました。「うちは、ひとりっこでしょ。だから、長谷家の三姉妹と一緒にいることで、友だちとの関わり、年上の子、年下の子との関わりを学べる。きょうだい体験をさせてあげられるから、逆にありがたいよ」と。

こちらだけがお世話になっていると思っていましたが、まったく別の意味でKさん家族の役に立っていたのですね。

頼ることは相手の負担ではなく、貢献感につながることもある

もう1つ、別のエピソード。

ある日、2歳になった三女の預け先がなくて困っていたら、知り合ったばかりの長女の小学校同級生ママSさんが「預かるよ」って言ってくれました……。本当にいいのだろうかと思いつつも、甘えてお願いしました。

迷惑じゃないだろうか？　負担じゃないだろうか？　と思いながら、預けたのですが、その方から返ってきた言葉は、想像もしていない言葉だったのです。

「私は今、仕事を休んでいるから（フルでされていた仕事を数年休職中でした）、社会から離れている感じなの。だから、こうして預からせてもらえて、社会とつながっているって感じもするし、長谷さんの役に立てて嬉しいよ」と言ってくれ

たのです。予想もしなかった言葉をいただいて、本当にありがたくて……。

このときに感じました。

人を頼ることは相手の負担ではないこともある。逆に、相手が貢献感を味わうことにつながったり、できないことを助けていたりするのだと。

アドラー心理学では、人と人との関係性を上下の関係ではなく、横の関係として見ていきます。相手を信頼し、尊敬します。

上下の関係は、指示、命令、支配、依存の関係。横の関係は、対等、同価値の関係。

相手を頼れない、相手に任せられないというのは、実は、相手のことを信頼、尊敬していない、下に見ているということなのです。

私は3人目の子どもが生まれてやっと、「頼ってもいい」と思えるようになりましたが、子どもの人数に関係なく、看護師さんは、人を頼ってはいけない、自分が頑張らなければいけない、自分がどうにかしなくてはいけない、という方が多いように思います。人を頼ったり任せたりすることを恥じたり、ダメなことだと禁止してしまう。

しかし、人は1人では生きていけません。人間は共同体の中でのみ生きていけます。

アドラー心理学では、共同体の中に自分の居場所を見つけ出すこと、これこそが人間の究極の課題だとも言っています。

頼ってもいい、任せてもいい。助けてと言ってもいい。

もしかしたら、身近に頼れる友だちなんて、いない！ と思っている方、いらっしゃるかもしれません。しかし、「いない」とあきらめないで。まずは、声に出してみてください。あなたが思っている以上に世界は優しいのです。

世界は優しいと設定したら、優しい現実がやって来ます。優しい世界を自分で創り出せます。第2章でもお話ししました。

頼る・任せるマインドを持つこと。それを持つことを自分に許可が出せるようになったら、少し楽に生きられるかもしれません。

頑張りすぎることが、子どものやる気や誰かの仕事を奪っているかもしれない

あなたは、なぜ頑張ってしまうのでしょう。頑張ることは悪いことではありません。ワクワク楽しく頑張るのならばＯＫです。

しかし、自分がやらなきゃ誰がやるの！　とか、やらなくてはいけない！　と力の入った状態で頑張っていると、どんどん心が追いつめられてつらくなってしまいます。

実は、あなたが頑張りすぎることで、他の誰かのやる気や他者の仕事を奪っている可能性もあるのです。

あの人が頑張っているから、自分はやらなくていいや……と誰かのやる気をそいでしまう。

あの人が頑張っているから、自分がやる必要はないよね……と誰かの仕事を奪ってしまう。

どんなに仕事ができる人も、完璧ではありません。できないときもあります。

そのようなときは、ぜひ周りの人を頼ってみてください。

「できない、手伝って」と宣言することが、誰かのやる気を出したり、意欲を引き出したりすることにつながるのです。

子育て中ならば、子どもを頼ってみるのもいいでしょう。

仕事から疲れて帰ったら、ちょっとしたお手伝いを頼んでみるのもいいでしょう。きょうだいがいる場合は、下の子のお世話をお願いしてみるのもいいですね。

お母さん、お父さんの役に立つということは、子どもにとって（特に小さな子どもにとっては）何より嬉しいことなのです。

そして、その嬉しい気持ちを、ほめではなく、「ありがとう。ママ（パパ）は、嬉しいよ、たすかったよ」と伝えてみてください。アイメッセージ（私を主語にした言い方）や、感謝の言葉、貢献感を育てる言葉を使って勇気づけしていきます。勇気づけられた子どもは、自主性を高め、生きる力をぐんぐん育てていくことでしょう。

あなたが頑張らないことが、子どもの生きる力につながるならば、ぜひ積極的にやっていきたいですよね。

子どもと周りを信じて、待って、任せる

私たち親は、子どもを自分より力のない存在と見なし、甘やかしたり、心配したり、何かをしてあげようとしていないでしょうか。

また子どもが危ない目に合わないように、手出し、口出しと、助言しすぎていないでしょうか。


子どもには無限の可能性、無限の力があります。親は、その無限の可能性と力を信じ、見守ることが大切です。信じて、待って、任せる。そして、何かがあったときに、必要だったらサポートするという並走の姿勢でいいのです。

子どもは自分で困難を乗り越える力を持っているのです。


我が家の娘の習い事の話をしてみたいと思います。

3年ほど続けている武道系のお稽古事。年に1度大会があるのですが、娘は毎年それには出ないという選択をしていました。しかし、目標もなく続けるよりも、1度はやってみてもいいのに……という夫と私の思いもあって、「1度出てみな

い?」と提案してみました。積極的ではなかったものの、娘は受け入れてくれたので、家族5人で2時間かけて大会会場に向かいました。

しかし、会場について「やっぱりやらない」と石のように座り込んでしまったのです。予想以上に広かった体育館。そしてたくさんの人。圧倒されたのでしょう。少し目もうるんでいました。私は、「そっか」と隣にそっと体操座りをし、「どっちでもいいんだよ」とぽつりと声かけをしました。そのうち、友だちが「練習しなくていいの」とか、「直前に練習することが試合につながるんだよ」とアドバイスしてくれます。良かれと思って言ってくれているけれど、娘にはつらい言葉。引っ込み思案の娘はその言葉に何も言うことができません。そこで、私はその友だちに「ごめんね、いろいろ事情があるの」とそっと伝えました。

試合に出ることはもう難しいかも……。そう思い、私は指導の先生に「やっぱり無理かもしれません」と伝えに行きました。

すると先生は「大丈夫ですよ」とおっしゃり、娘のところに歩いて来られました。「先生ね、○○ちゃんの代わりに、試合の順番のくじ引いてきたよ」と声をかけ、そっと手を握ってくださいました。

習い事は誰の課題？

習い事は、誰の課題でしょう。習い事、お稽古事は、子どもの課題です。

私は、この件は、先生と娘に任せて口出ししないと決めました。あえて目も合わせず、気配で娘を見守りました。

すると、なんと立ち上がって、先生と一緒に試合の場所に歩いて行くではありませんか。そして、指定の位置に立ち、試合に出たのです。そして、まさかの勝ち。驚きました。試合に出ることができるとも思えなかったし、まさか勝ってしまうなんて。その後も、先生と娘にゆだねていたら、次の試合にも勝利。彼女より体の大きな男の子に向かっていく姿は、勇敢で、親バカですが胸が熱くなりました。信じられないことに、第3位！　メダルももらったのです。

そんなに大きな大会ではありません。参加人数もそれほど多くない。でも、試合に出た。勝った。賞状やメダルをもらえた。という体験は、彼女に大きな自信をもたらしたに違いありません。

私たち夫婦は、試合前、「出たくない」という娘の思いに寄り添いました。そして、娘と先生を信じ、任せました。横の関係で子どもを支え、親が勝手に先を歩むのではなく、横に並んで歩んでいく。必要時、他者の力を借りながら……（この場合は先生です）。

子どもが1歩踏み出したら、ともに1歩踏み出していく。助けて手伝ってと言われたら、サポートする。

いつも横であなたのことを応援しているよ。いつも隣で一緒にいるよというスタンスでいること。これがなかなか難しいけれど、大事なのですね。

ときには、子どもの背中をそっと押すことも大事

そして、この話には続きがあります。

最初にこの大会に出てみない？　と提案した時点で、私たち夫婦は、少し誘導的な言動をとっていました。きちんと家族会議をしてまで、彼女の気持ちを聴いてはいなかったからです。少し気がかりだったので、後日、指導の先生にそのことを伝えました。

すると、先生はこう言ってくださったのです。

「お母さん、でも、それいいことでしたよ。お母さんは、○○ちゃんにチャンスを与えてくださったのです。そういう場を与えてくださった。連れて来てくださったから、○○ちゃんは、チャレンジをすることができたのです。ありがとうございます」

先生はおそらくアドラー心理学は学ばれていないと思うのですが、勇気づけ先生そのものだと思いました。少し反省していた私の行動にまでヨイ出しをしてくださったのです。確かに、私たち夫婦の行動は、消極的な娘の背中をそっと押す行動だったのかもしれません。

子どもの行動を信じて、待って、見守る。

「馬を水辺に連れて行くことはできても、水を飲ませることはできない」ということわざがあります。

私たち夫婦は、大会という水辺に連れて行くことはできました。しかし、その後どうするかは、子ども次第。今回は先生と子どもに任せました。

気持ちは寄り添いながらも、課題を分離し適度な距離をとって他者（先生）の

【課題の分離】

子どもの課題	親の課題
子どもの行為の結果が最終的には子ども自身にふりかかり、親にはふりかからないときのことをいう	親の行為の結果が最終的には親だけにふりかかり、子どもにはふりかからないときのことをいう
学業：学校に遅刻する・勉強をしない・宿題をしない・読書をしない 交友：友だちができない・友だちにいじめられる 生活習慣（家庭内）：机の上を片付けない・決まった時間に寝ない 家庭内での行動：きょうだいゲンカをする・自分のものをなくす 性格：優柔不断	夫婦関係：夫婦ゲンカをする・夫婦だけの時間をもちたい・離婚・別居 経済的問題：家計が苦しい・親が転職する・パートや仕事が忙しい 親の期待：大学に入ってほしい・子どもの友だち関係 交友：親との交友 嫁姑関係：姑と気が合わない

出所：『マンガでよくわかるアドラー流子育て』（かんき出版）より引用・改変

力を頼りながら関わっていく。

子どもと他者を信じて待って任せる。

課題の分離ができるということは、相手に全幅の信頼を寄せているという証なのです。

課題の分離――子どもの課題と親の課題

娘の習い事のエピソードで、習い事は子どもの課題と述べました。

何か問題が起こったときに、「これは誰の課題だろうか?」と考え、子どもと親の間に線を引き、分けて考えるようにすると、イライラが減ったり、子どもや他者に任せ見守ったりすることができるようになります。

第1章でも少し述べましたが、現代アドラー心理学の中で「課題の分離」という考え方があり、課題は「子どもの課題」「親の課題」「共同の課題」に分けられるとしています。

行為の結果は、誰に降りかかるのか? 最終的に誰が責任を取るのか? がとても大事になってきます。

では、再度、どのような課題が子どもの課題なのか? 親の課題なのか? 例をあげて見ていきましょう。

きょうだいゲンカは誰の課題?

小学1年生と3年生の兄弟をお持ちの看護師Fさん。最近、子どもたちがケンカばかりしているので、イライラしています。仕事が終わり、食事の支度を急いでやろうとバタバタしていると、宿題をやっているはずの子どもたちがなにやらトラブル。おもちゃの取り合いをしているようです。

「なにやってるの！　ケンカはやめなさい」「宿題やってって言ったでしょ」と声を張り上げて言いますが、やめません。挙句の果てには1年生の弟がわーんと大声で泣き「ママ〜、お兄ちゃんに叩かれた」とやって来ました。

このようなとき、どのような対応をすればよいでしょうか？

まず、最初に申し上げたとおり、きょうだいゲンカは、子どもの課題です。そこを念頭に置きましょう。

泣いてきたのは下の子なので、つい上の子を怒ってしまったり責めてしまったりすることが多いでしょう。しかし、Fさんは、ケンカを最初から最後まで見ていたわけではありません。もしかしたら、最初にちょっかいを出したのは弟のほうかもしれないのです。兄の大切なおもちゃを「今は貸せないよ」と言っているのに、「貸して貸して」と無理やり引っぱって、傷つけてしまった。そのため、兄は怒り、弟の体をゴツンと叩いたら、泣いてしまった……などという場合もあるでしょう。

まずは、泣いている子が「叩かれたー痛いー」とやって来ても、「そうなんだね、お兄ちゃんに叩かれて痛かったんだね」と気持ちに寄り添いつつも「ママは、最初からやり取りを見ていないので、分からないんだ。お兄ちゃんと話し合ってもらえる？」と促してみましょう。

そして、兄のほうにも「泣いちゃってるね。」と言いながら、「でも、ママは最初から見ていないので、どちらが悪いとか分からないし言えないの。2人で話し合ってもらえるかな？」と促してみます。「2人には解決する力があるって思うから」と言い、子どもたちで話し合い、解決に向かうよう声かけをします。

ここは、子どもたちの力を信じ、待って、任せるマインドで。

小さな子どもも、自分たちのことは自分たちで解決する能力を持っているのです。

子どもの課題に踏み込むと出てくる好ましくない影響

親が子どもの課題に踏み込み、代わりに解決しようとしてしまうと、好ましくない影響が表れてきます。

まず、子どもは自分の課題を自分で解決しなくなります。問題解決能力も伸びなくなり、自分には解決する能力がない……と自信を失っていくでしょう。

また、問題を解決してくれる親や大人に対して、依存的になり、責任を親に押し付けようとしてくるかもしれません。

そして、このように子どもの課題に1から10まで首を突っ込み、口出ししていくと、親は常に子どもを見ておかないといけなくなります。とても忙しくなってしまいますね。

看護師としての仕事をしながら、子どものこともすべて見ておかなくてはいけない。忙しく、それこそ1人ですべてを背負って頑張らなくてはいけなくなります。

子どもの課題には口出しをしないことが、親が1人で頑張らないことにもつながっていくのです。

子どもを信じて待って任せましょう。私たち大人は、子どもが最後は自分の力で生きていけるように援助していくことが必要なのです。

課題の分離。３つ目は共同の課題

課題を考えるとき、基本的には、子どもか親のどちらかの課題になるのですが、子ども、親、それぞれの課題だとしても、相手が自分の課題について、相談したり依頼したりしてきたときは、共同の課題となります。

例えば、子どもの課題ですが、共同の課題にするケースを見てみましょう。

まず１つ目は、子どもが親に自分の課題について相談したり、依頼したりしてきたときです。

子どもが「学校の宿題、分からない」とぽつりとつぶやいています。この段階では、子どもの課題です。しかし、このあと、「分からないので、教えてほしいのだけど」と相談してきました。この「相談」という手続きを踏むことで、共同の課題となります。しかし、だからといって、教える以上に、「こんなに分からないならば、塾に行ったほうがいいのではないかな？」などという発言は、子どもの課題に口出ししすぎることになります。相談してきた範囲の中でサポートすることが大切になってきます。

もう1つは、子どもの行動の結果、親が具体的な迷惑をこうむったときです。

小学1年生と3年生のお子さんを持つ看護師Fさんのケースで見てみましょう。きょうだいゲンカは、子どもの課題です。しかし、ケンカがエスカレートして、物を投げ合ったりして、家具が壊れたり、大きな声を上げ過ぎて、夜眠れなかったりと、実際に親に迷惑がかかった場合は、共同の課題にすることができます。

「ケンカをして、家具を壊されたりすると困るの。だから、一緒に解決したいのだけど」と持ちかけることはできます。

このように、基本的には、それぞれの課題なのですが、時と場合によっては、共同の課題にすることができるのです。

しかし、この共同の課題にするためには、必ず一定の手続きがとることが必要になってきます。

まずは、言葉に出して、相談、依頼しましょう。日本人特有の「察する」ということはありません。きちんと言葉に出さない限りは共同の課題にはなりません。

次に、関わる人すべての人と共同の課題にするか話し合いましょう。話し合いの結果、必ずしも、共同の課題になるかどうかは分かりません。断られるかもしれないのです。

最後に、家族で話し合って共同の課題になったら、協力してその解決策を考えていきます。

例えば、仕事は親の課題です。

我が家のケースをお話しします。我が家は、基本的には土日や夜は、家族で過ごす時間です。そのため土日や夜はできるだけ、仕事を入れないようにしていますが、時折、出張や研修などの仕事をいただき外出することがあります。ですから、土日や、夜の仕事が入る場合は、必ず夫と子どもたちに相談しています。

私が仕事で外出することにより、その日の食事、子どもたちのお世話など、いつも私がやっていることを夫や長女にお願いするということが発生します。そのため、相談し、共同の課題にすることで、残された家族みんなで、土日うまく過ごせるように協力をお願いしているのです。

子どもは世界の宝物、そして、あなたも宝物。1人ではなく、社会で育てていく

看護の職場も、結婚している人、していない人、子どもがいる人、いない人、さまざまです。どちらが大変、大変ではないなどはありません。

しかし、私が独身で看護師をしていたとき、妊婦の看護師さんや子育て中の看護師さんの気持ち、大変さはほとんど分かっていませんでした。

つわりがある中、休憩時間にほとんど食事をせず働いていた方、大きなおなかを抱えて患者さんの清拭をしていた方、3人の子どもを育てながら、夜勤をされていた方もいました。「両親と一緒に暮らしているからできるけど、いなかったらできてないよ」としみじみ話してくれた方もいました。

妊娠、出産、子育てを経験している今だったら、その方たちに、「頑張っていらっ

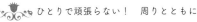

しゃいますね」「大丈夫ですか?」「無理はしないでくださいね」と、声をかけることができるでしょう。しかし、当時はそういうことすら思いつきませんでした。

お子さんがおらず仕事をされている方は、妊娠中や子育て中の看護師のサポートとして仕事が振り分けられることもあるでしょう。そのような方々に支えられて、妊娠中、子育て中のお母さんは、仕事ができている部分もあると思います。

子どもがいる、いないなど関係なく、お互いに尊重し合い、そして、子どもは世界の宝物という意識を持ちながら、日々を過ごせたらと思います。

家族はチーム。親が笑顔でゴキゲンでいることが、何より大事

子育て中のお父さん、お母さん。

ひとりで頑張りすぎず、両親、身近な親戚、友だち、職場の方々に感謝の気持ちを持ちながら頼り助けてもらいましょう。

そして、あなたの子どもをもっともっと頼っていいのです。どんなに小さな子どもでも、頼りにされることで、ぐんぐん生きる力を育てていきます。

子どもを信じて、待って、任せましょう。

人は1人では生きていけません。頼り合い、補い合う。親が笑顔でニコニコ、ゴキゲンで暮らしていたら、子どももゴキゲンになるでしょう。

子どもも大人も生きていく中で、いろいろな課題にぶつかるでしょう。しかし、大人は、少しだけ子どもより先に生まれて、少しだけ経験があります。

もしも、子どもの行動で気になることがあったら、共感しつつ俯瞰してみましょう。

俯瞰とは、高いところから見下ろすこと。

少し高めの位置で、客観的に見つつも、相互尊敬、相互信頼の下、横の関係で接していく。チームメイトに接するように、必要とされるときに援助する。

アドラー心理学では共同体感覚をとても大切にしています。アドラーは共同体感覚を「社会全般の幸福の導きの星」と呼んでいます。

家族は一番身近な共同体。家族はチームです。

親が肩の力を抜き、家族や他者の力を借りながら生きていく姿を見ることは、子どもにとって、世界は優しい、信頼してもいい世の中なのだと教えていくことにつながります。優しい世の中で、子ども自身の生きる力を伸ばしていく。

1人で頑張りすぎず、家族や、周りの人々と支え合い、幸福の導きの星に向かって進んでいきましょう。

第4章

年齢別の関わり方①——
心の土台をつくる乳幼児期

乳幼児期は心の土台をつくる大事な時期

子育てに悩みはつきません。

生まれてすぐは、なかなか母乳を飲まない、寝かしつけに時間がかかる、成長曲線に達していない……など。

しばらくしたら、いつ寝返りするだろうか？　まだ歩かないけど大丈夫？……など。

1歳前後になると、言いたいことが分からず、泣いてばかり、わがままばかりの子どもにイライラしたり、消極的な子、こだわりの強い子どもに対しては、この子は大丈夫だろうかと心配したりする日々。

しかし、乳幼児期は、心の土台をつくる大事な時期。

泣いてばかりの子どもにも、わがままばかりの子どもにも、こだわりが強い子どもにも、「どんなあなたも大丈夫。生まれてきてくれてありがとう」ということを全身全霊で伝えていく時期。これを伝えていくことが勇気づけなのです。

それを繰り返していくことで、子どもは自分のことを受け容れ、自分っていいいなと思えるようになるでしょう。このことは、アドラー心理学でいう共同体感覚を育成することにつながります。では、この大切な乳幼児期にアドラー心理学を使ってどのような関わりができるのでしょうか？

私は、3人の子どもを育てる中で、アドラー心理学だけではなく、自分自身の子育てに役立つと思われることをたくさん学んできました。ベビーサインやモンテッソーリ教育、潜在意識、深層心理、その他の心理学。

それらは、アドラー心理学と組み合わせることで、より効果を発揮していきました。それも含めて、事例を通して乳幼児への関わり方をお伝えしていきたいと思います。

なお、それぞれの事例について子どもの年齢を書いておりますが、その年齢だけに対応する関わりというわけではありません。どの年齢の子どもにも活かせる関わりを書いておりますので、ご自身の子どもの年齢に置き換えてお読みいただけたらと思います。

Q 子育てを始めてからびっくりするほどイライラスイッチが入るタイミングが増えました。泣くこと、笑うこと、怒ることくらいしかできないと分かっているのに、言葉が通じない11か月の子どもに向かってイライラしてしまいます。自分の子どもなのに、泣いてばかりの我が子にイライラがつのり、思わず、「泣かないで」と声を荒げてしまいました。こんな自分が嫌になります。どうしたらいいでしょう。

どんな自分にもダメ出ししない。子どもと自分、両方の心を丁寧に扱う

まだ1歳にもならない赤ちゃんと毎日向き合う。それだけでも大変なことだと思います。それに加え、3時間おきの授乳、オムツ交換、離乳食の準備、他の家族の食事の支度、掃除、洗濯とたくさんのことをされていますね。

まずは、そんな自分に「毎日よくやってるね、頑張ってるね」と声をかけてみてください。

そして、今、あなたは怒ってばかりいる自分はダメだと決めつけていませんか？ 怒らない人なんて、この世の中にいるでしょうか？ 怒るより怒らないほうがいいとは思います。しかし、喜怒哀楽という言葉のとおり、感情にはさまざまな種類があります。怒りだけをぽいっと外に捨てなくてもいいのです。

どの感情もあなたの大切な一部です。

第2章でもお伝えしました。自分の心を丁寧に扱っていきましょう。まずは、声を荒げてしまう自分にもＯＫを出し、「泣かないで」と声を荒げてしまう自分にも「そんなときあるよね」と声をかけてみましょう。自分の心に共感し、対話することが大事です。

次に、赤ちゃんの視点で考えてみましょう。

まだ話せない赤ちゃんは、何も分からない……と思っていませんか？ しかし、赤ちゃんはいろいろなことを考えているし伝えたいと思っています。

アドラー心理学では、人と人との関係は常に横の関係にあると考えます。これは、相手が赤ちゃんでもお年寄りでも変わりません。

どんなに小さくても命の価値は等しいのです。小さいから分からない……のではなく、小さくても分かっています。

赤ちゃんにも共感しましょう。「おなかすいたのかな？」「どこか気持ち悪いのかな？」「どこか痛い？」「泣きたいんだね、泣いてもいいよ」など。泣いている事実をそのまま受け止め、赤ちゃんの気持ちを言葉にする。声に出して代弁してあげる。

自分の心と赤ちゃんの心、両方を丁寧に扱うことが大切です。

そして、この子には分かる力がある、きっと分かってくれると信じ、伝えていきましょう。そうすることで、赤ちゃんの心の土台がつくられていき、自分の気持ちを伝えてくれるようになります。

赤ちゃんとのコミュニケーションにはベビーサインがお勧め！

とはいっても、赤ちゃんが自分の気持ちを伝えるなんて、そんなことあるの？と思われている方もいらっしゃるかもしれません。

しかし、手段さえあれば、赤ちゃんも気持ちを伝えることができるのです。

赤ちゃんとのコミュニケーション手段としてお勧めなのが、ベビーサインです。私自身、3人の子どもをベビーサインを使って育て、またベビーサイン講師として10年間1000名近くの親子の関わりをサポートしてきました。

ベビーサインとは、まだ言葉をうまく話せない赤ちゃんと手話やジェスチャーを使ってコミュニケーションをとる方法です。この育児法は1990年代にアメリカで生まれ、日本では2002年に『赤ちゃんとお手てで話そう 親子で楽しむベイビー・サイン』を書かれた吉中みちる氏、吉中まさくに氏により紹介され、全国各地のベビーサイン教室を中心に広がっていきました。

さて、最初の事例に戻りましょう。この赤ちゃんは泣くことで何か自分の気持ちを伝えようとしているのではないでしょうか。

「お水が飲みたい」「おっぱい飲みたい」「ウンチ出たよ。オムツ替えて」「だっこして」ということかもしれません。

泣いてばかりで大変……。何が言いたいの？　分からない、うるさい……ではなく、何を伝えたいのだろう？　何を感じているのだろう？　と観察することから、ベビーサイン育児は始まります。

アドラー心理学で言う「相手の目で見、相手の耳で聴き、相手の心で感じる」です。

赤ちゃんも伝えたいことはたくさんあるのです。

そして、これらのことは、すべてベビーサインを使って意思疎通ができます。

例えば、授乳期の赤ちゃんが最も伝えたいことの1つ「おっぱい飲みたい（おなかがすいた）」という気持ちは、【おっぱい】【もっと】というベビーサインを使って表すことができます。

ベビーサインは、日本手話、アメリカ手話、ジェスチャーをベースにしています。

次のページのイラストの【おっぱい】と【もっと】は、アメリカ手話をベースにしたものです。もちろん、日本手話もありますが、赤ちゃんの手の動きを考えると、アメリカ手話の動きのほうが簡単なので、私は【おっぱい】【もっと】のベビーサインに関してはアメリカ手話をお勧めしています。もちろん、日本手話

【よく使うベビーサイン①】

話し言葉：「おっぱい飲みたい（おなかがすいた）」

▼

ベビーサイン：【おっぱい】【もっと】

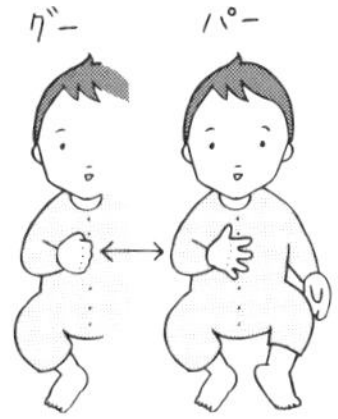

【おっぱい】
牛の乳を搾るように、片手を胸の前でグーパーグーパーする（アメリカ手話）

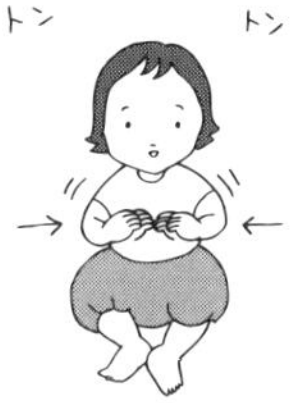

【もっと】
両手の指先を軽く閉じたまま、トントンと触れ合わせる。（アメリカ手話）

出所：ベビーサイン協会認定教室用ハンドブック　育児がグンと楽しくなる「ベビーサイン」より引用　図は、ハンドブックを参考に作成

のほうがお勧めのベビーサインもあります。それぞれです。

以下、本書に出てくるベビーサインをイラストでご紹介いたします。

実際どの種類のベビーサインを使うかは、それぞれのご家庭の判断にお任せしていますが、どれを使ってもベビーサインのメリットは、十分に体験できます。

【よく使うベビーサイン②】

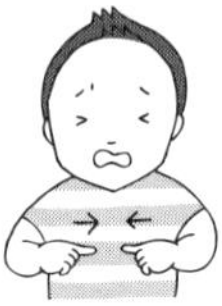

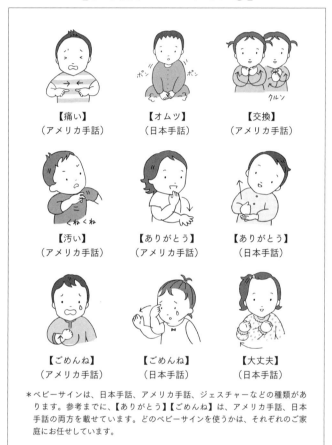

【痛い】
（アメリカ手話）

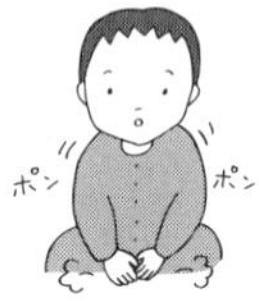

【オムツ】
（日本手話）

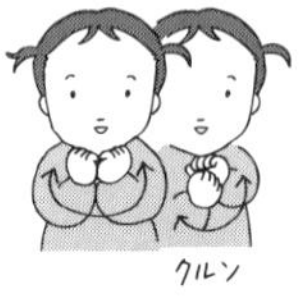

【交換】
（アメリカ手話）

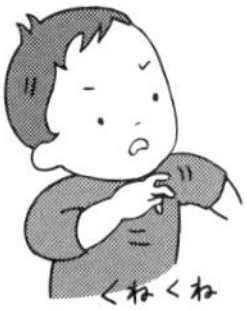

【汚い】
（アメリカ手話）

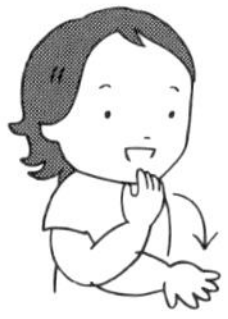

【ありがとう】
（アメリカ手話）

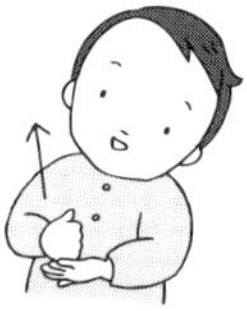

【ありがとう】
（日本手話）

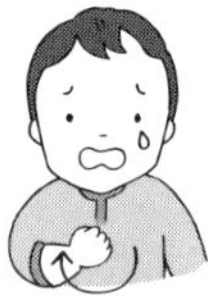

【ごめんね】
（アメリカ手話）

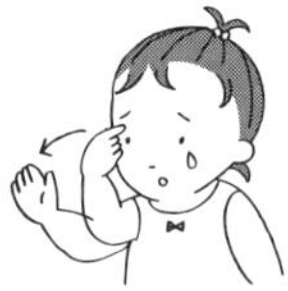

【ごめんね】
（日本手話）

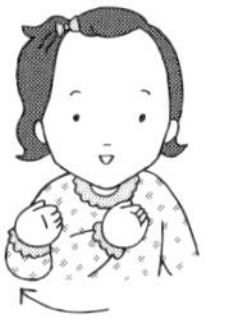

【大丈夫】
（日本手話）

＊ベビーサインは、日本手話、アメリカ手話、ジェスチャーなどの種類があります。参考までに、【ありがとう】【ごめんね】は、アメリカ手話、日本手話の両方を載せています。どのベビーサインを使うかは、それぞれのご家庭にお任せしています。

出所：ベビーサイン協会認定教室用ハンドブック　育児がグンと楽しくなる「ベビーサイン」より引用　図は、ハンドブックを参考に作成

言葉の発達に好影響・話し言葉との懸け橋になるベビーサイン

我が家の例をご紹介しましょう。

ある日の夜中、1歳10か月の娘が泣き出しました。右耳のそばで【痛い】のベビーサインをしています。私は、中耳炎なのかもしれないと思い、翌日、耳鼻科に連れて行きました。すると、先生が「お母さん、右耳が中耳炎ですね。左は大丈夫です」とのこと。

1歳の子が、体のどの部分が痛いということまで教えてくれるのです。

またある時、1歳半ごろだったでしょうか。排泄の感覚がついてきて、おしっこが出たら、「ママ～（話し言葉）【オムツ】【交換】（ベビーサイン）」と、話し言葉とベビーサインを組み合わせた3語文でオムツを交換してほしいと言うようになりました。

一般に3語文は、2歳半前後で話すと言われています。

ベビーサインを使っていると言葉の発達が遅れるのでは？　と心配される方も多いのですが、逆に言葉の発達には好影響を与えることがアメリカの長期研究でも解明されています。

　そして、たまたま私が、交換したオムツをゴミ箱に入れるのを忘れていたら、「ママ～」【汚い】とベビーサインで教えてごみ箱に捨ててくれました。

　我が家の子どもたちは、3人とも2歳くらいまで200近くのベビーサインを使って、話し言葉とともに気持ちを表してくれました。

【ありがとう】【ごめんね】【大丈夫？】などのベビーサインもあります。小さな赤ちゃんも、言葉とベビーサインを一緒にタイミングよく見せながら教えていくことで、感謝の気持ち、謝る気持ち、相手を思いやる気持ちを育て、表現できるようになるのです。

　ベビーサインは、書籍で学ぶこともできますし、全国に日本ベビーサイン協会認定教室というものもあります。アドラー心理学もベビーサインも、やはり体感しながら学ぶことで、腑に落ちることは多いでしょう。

　ベビーサインは、0歳から2歳くらいの子どもがいらっしゃる方には、本当にお勧めのコミュニケーションツールです。

魔の2歳児ではなく、あらゆることに敏感な時期。ただそれだけ

Q 外来で働いている看護師Mです。2歳の息子ですが、イヤイヤ期に困っています。「ご飯食べよう」と言って、お箸をさっと準備すると、「お箸は、この場所に置いてから食べる〜〜」と小さなことにこだわって泣く。「お靴、はこうか」と靴箱から靴を出すと、「自分で出したかった、この靴は嫌だ！」と泣く。パパが、外出のとき、「お手てつなごうか」と言うと、「ママがいい！　ママじゃなきゃ嫌だ！」と泣く。何か言うたびに「イヤイヤ」と言われて、ほとほと疲れてしまいます。
病院で働いて、疲れて帰って来ているのに、あれはイヤ、これはイヤと毎日言われて、どうしていいのか分かりません。こだわりが強すぎて大丈夫かな？　とそういう意味でも心配しています。

いわゆる第一次反抗期。魔の2歳児とも言われていますね。実は、私も長女が、

2歳から4歳くらいのとき、同じように悩んでいたことありました。

例えば、ダイニングテーブルの座る席。あるとき、夫が私の席に座ろうとしました。すると「イヤ～！　ダメ～」と泣き叫ぶ長女。しかも、1度ではなく何度も何度も……。決まった席に決まった人が座る、そうでないと絶対イヤ！　そんな状況が1年近く続きました。

また、別のエピソードですが、夜は必ずお風呂に入ってから家族3人同じベッドで一緒に寝ることにしていました。しかし、ある時、外出して夕方ご飯も食べず、お風呂にも入らず洋服のまま眠ってしまって……。ベッドではない別の布団に寝かせました。

すると、夜中に目をさまし、「パジャマじゃない、パジャマじゃない、お風呂に入る～」と大泣きし、真夜中にもかかわらず、お風呂に入れることになりました。これも、2年ほど続きました。

それこそMさんと同様、この子はこだわりが強すぎるけれど、大丈夫だろうか？　神経質すぎないだろうか？　と心配していました。しかし、3人目が生まれてから、モンテッソーリ教育というものに出会い、その心配が不要だったことが分かりました。

「モンテッソーリ教育」は名前を聞いたことがあるし、モンテッソーリ園というものが存在していることは知っていましたが、実際どういうものなのか？　どういうことを教えるのか？　ほとんど知りませんでした。

しかし、あるモンテッソーリ教師の方を知り、家庭でモンテッソーリを取り入れる方法を教えてくださるということで、その方から学ぶことにしました。

その方の教えで、初めて「敏感期」という言葉を知りました。

モンテッソーリ教育の第一人者でもいらっしゃる相良敦子氏は、『お母さんの「敏感期」モンテッソーリ教育は子を育てる、親を育てる』の中で、「幼児期の子どもには、一生に1回きりの特別に敏感な感受性を発揮する『敏感期』という時期が訪れます」と述べています。また、「その子供の特別な感受性は、大人になるとなくなるので、大人にはしばしば理解できない奇妙な行動として目に移ります」とも。

奇妙な行動。まさに、これでした。こだわりが強すぎる、おかしいのではないか？　と思っていた奇妙な行動は、秩序の敏感期によるものだったのです。

このことを知ったとき、体に衝撃が走ったのを覚えています。それほど新鮮な考え方でした。

生後数か月から現れて、2、3歳ごろをピークに6歳ごろにはほとんど消えてしまう「秩序の敏感期」

ダイニングテーブルのケースについては、食事のときに、決まった席に決まった人が座る、いつも同じようにするという「秩序感」を、親が乱していたので、それを保ちたいという意味で、こだわり泣き叫んでいたのです。

入浴のケースでは、お風呂の後に、パジャマを着て両親と同じベッドで一緒に寝るという「秩序感」が乱されたため、泣いて訴え、夜中でもお風呂に入って、習慣どおりにするという行動をとっていたのですね。

このように「順番・場所・所有物・習慣」などに非常にこだわるのが「秩序の敏感期」です。

この秩序感には意味があります。モンテッソーリは、『幼児の秘密』の中で、「秩序感」を「世界における自分の位置を知るための羅針盤」という言葉で表現しています。この羅針盤のおかげで、子どもは世界の中で安心安全に暮らしていけるようになるのです。

そして、この「敏感期」はいろいろなものに対してあり、「秩序の敏感期」「感覚の敏感期」「運動の敏感期」などがあります。

モンテッソーリ教育は、アドラー心理学と同様、100年以上の歴史があります。20世紀の幼児教育の改革者と呼ばれているイタリア初の女性医師マリア・モンテッソーリが提唱し確立した育児法です。私は、モンテッソーリ教師ではありません。一実践者にすぎませんので、モンテッソーリ教師から学んだこと、モンテッソーリの書籍より学んだこと、我が子に当てはまり納得できたことを体験者として本書でご紹介しました。

ご興味のある方は、先述しました相良敦子氏の書籍『お母さんの敏感期』や、『ママ、ひとりでするのを手伝ってね』など、たくさんの書籍が出ておりますので、お読みになられることをお勧めします。

モンテッソーリ教育も、知らないより知っていたほうが絶対にいい。取り入れるか、取り入れないかは、あなた次第。しかし、知ったことにより、子育てに幅が広がるのは間違いないと思います。

私も、モンテッソーリ教育の考え方を知ってからは、子どもへの関わり方の指針を持て、よりぶれない子育てができるようになりました。

Q 3歳の男の子です。いたずらばかりして困っています。ティッシュをどんどん出したり、紙を小さくちぎったり、絵本に落書きしたり……。どうしたらいいでしょうか。

子どものいたずらには目的がある!?

子どものいたずら、確かに困りますね。大事なものを傷つけられたり、壊されたり、大事なものに落書きも困ります。

しかし、そのお子さんの行動は、本当に悪いことなのでしょうか?

アドラー心理学では、人間の行動には、必ず〝わけ〟があると考えます。

そして、原因ではなく、目的を考えるのです。

「なぜ」ではなく、「何のために」

我が家の三女が3歳のころに同じようなことがありました。『くっついた』という絵本をご存知でしょうか？　生き物が2匹、向かい合ってくっつく。それが繰り返され、ママと赤ちゃんが頬と頬をくっつけ、最後には、ママとパパが赤ちゃんをはさんで頬をくっつけ合うというお話です。三女はこの本が大好きで、いつも「読んで～、読んで～」とせがみ、何度も何度も繰り返し読み聞かせていました。

あるとき、お風呂上りで、静かだな……と思っていると、本棚の横で、何やらごそごそしています。

最後のページを開いて、ぐちゃぐちゃクレヨンで絵本に落書き！

長女と次女が近くにやって来て、「何しているの？」「絵本に書いちゃダメなんだよ」と口々に言っています。

そこで、私はまず「あー」と言いながらも、冷静に「どうした？」「K（三女の名前）ちゃん、何かしたかった？」と聞きました。

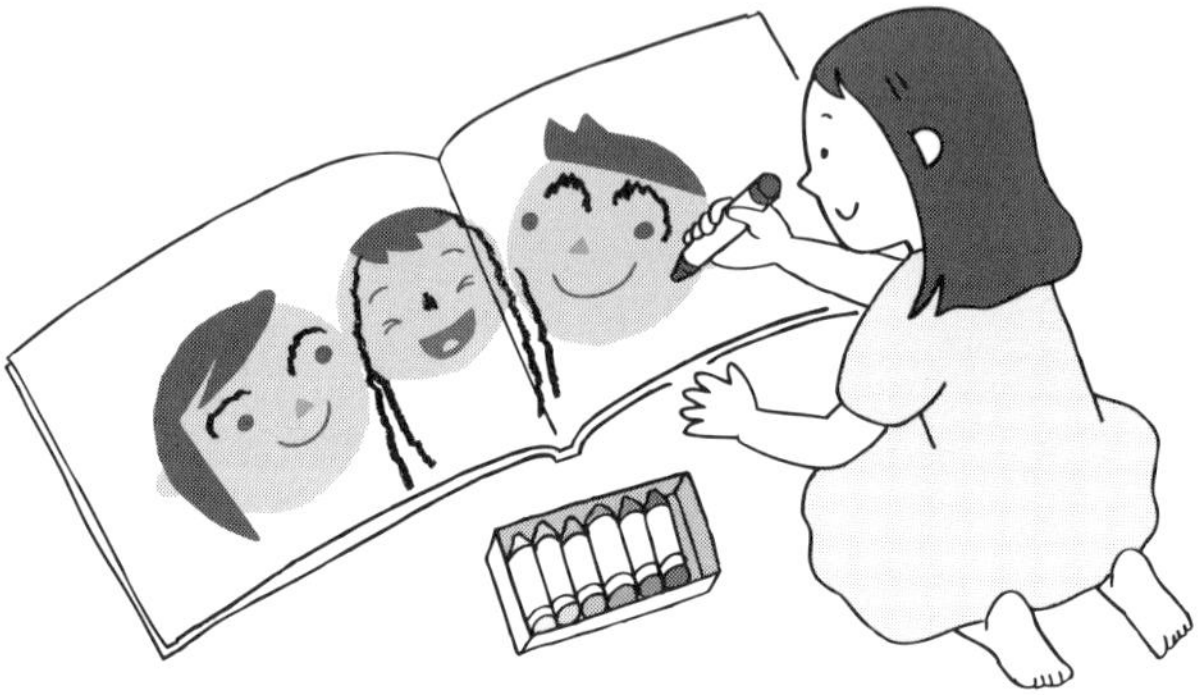

すると彼女は、「このママとパパには、眉毛がないでしょ。だから描いてあげたかった。この子（真ん中の赤ちゃんを指さし）は、K（自分の名前）なの。Kはもっと髪は長くて、横の髪もあるのに、この子は、前髪ちょっとだけしかない。だから長くしてあげたの」と言いました。

なるほど！　そうだったの！　思いもよらない回答が返ってきました。

彼女には、彼女なりの思い、目的があったのです。ただのいたずらではなかったのです。

その後、私は、「そっか、そうだったんだね、眉毛がなかったから描きたかったんだね」と共感しました。しかし、我が家のルールでは、絵本にはお絵かきしないことにしています。そこで、共感しながらも、「でもね、うちではね、絵本には落書きしないって決めているの」と伝えました。すると黙って聞いています。「何にだったら、描いてもいいかな？」と問うと、「塗り絵とか、紙〜〜〜」と答えてくれました。「そうだね、この本、みんなも大切にしているし、Kちゃんも大好きな絵本だよね。ママ、少し悲しかったな。次からは描かないでくれるかな？」と伝えると、「……わかった……」と言ってくれました。これで、終わりです。

アドラー心理学を学んでいないときだったら、「何やってるの！　絵本に落書きなんて、ダメでしょ！」と頭ごなしに怒っていたかもしれません。

しかし、怒りを使っても何の解決にもつながりません。

行動はいけないことですが、三女自体は悪くない。その行動について、冷静に説明すればよいのです。

乳幼児の不適切な行動への対応の仕方

では、子どもが一見不適切な行動をとった場合は、どのように対応したらよいのでしょうか。

まずは、子どもの行動をありのまま受け止めます。

そして、その後、質問します。「どうした？」と。心に寄り添い、共感したら、その後、怒るのではなく、事実を述べます。この場合は、我が家での絵本を読むときのルールを冷静に伝えました。それに加え、そのときの自分の感情も主張的に伝えます。私は、落書きされて悲しい気持ちになったことを伝えました。

子どもは、今回のいたずらのように不適切な行動をよくとります。落書きをしたという行動はいけないことです。しかし、彼女自身は悪くない。

アドラー心理学を学んで、人の行動には〝わけ〟があると知りました。そして、そのわけは、原因を探るのではなく、目的を見ていきます。

三女は、絵本の中の親子のイラストを自分の家族と見立て、眉毛のないパパとママに眉毛を書いてあげたい！　そして、絵本の中の赤ちゃんも自分の髪型も同じようにしたい！　というポジティブな目的を持って落書きをしたのです。

……とはいえ、まだまだ3歳。1度説明しても、また！　ということがあるかもしれません。実際に、我が家でも、この後数回ありました。

子ども用の椅子に落書き。テーブルのクロスに落書き。しかし、まだまだ3歳。いろいろなことを学び中、成長中です。

今は心の土台をつくる大事な時期。根気強く丁寧に伝えていったらいいのです。怒りは必要ありません。

子どもは、子どもの世界を生きています。そして、目的を持って行動しています。まずは、あらゆる子どもの行動と心に寄り添ってみましょう。そして、その行動の背景にある目的を探ってみます。きっとポジティブで好奇心と探究心いっぱいの目的が潜んでいることでしょう。

このように見ていくと、子どものすべての行動が、いとおしく思えてきませんか？

そして、もう1つ、先述しましたモンテッソーリ教育の視点から見ていきますと、ティッシュをどんどん出したり、紙を小さくちぎったり、絵本に落書きしたり……という行動は、敏感期そのものです。

今、それをやりたい！　ほとばしるようなエネルギー、パワーがあふれている時期なのです。もし、ティッシュを出されて困るならば、「このティッシュだけはＯＫ」というものを決めてもいいし、紙もちぎりたいならば、ちぎってもよい紙を渡し、ちぎった後の紙を入れる入れ物を一緒に渡してもいいですね。

Q 内科病棟に勤務している看護師Eです。4歳の長男Aのことですが、2歳の弟に対して、優しく遊んでくれたり、お世話を手伝ってくれることもあるのですが、おもちゃを貸してくれなかったり、きょうだいゲンカで、手を出したりすることがあります。お兄ちゃんだから、もっと我慢して譲ってくれたらいいのにと、イライラします。

人は注目した行動が増えていく

きょうだいゲンカについては、第3章の課題の分離のところで、子どもの課題だという話をしました。しかし、今回のケースのように、2人とも幼児の場合は、課題の分離の考え方を適応するには難しい部分もあるでしょう。

そのため、別のアプローチで考えてみることにします。

4歳の息子さんの行動ですが、確かに、おもちゃを貸さない、きょうだいゲンカで手を出すという行動は、不適切な行動です。

しかし、それ以外の日々の行動を見てみましょう。

朝、起きる→ご飯を食べる→保育園に行く→おはようと友だちや先生に挨拶をする→園で元気に遊ぶ→家に帰って来て弟と遊ぶ→お風呂に入る→寝る

いかがでしょう。実は、Aくんは、このように適切な行動をたくさんしています。しかし、ときどき弟におもちゃを貸さない、きょうだいゲンカで手を出す

【事実と注目】

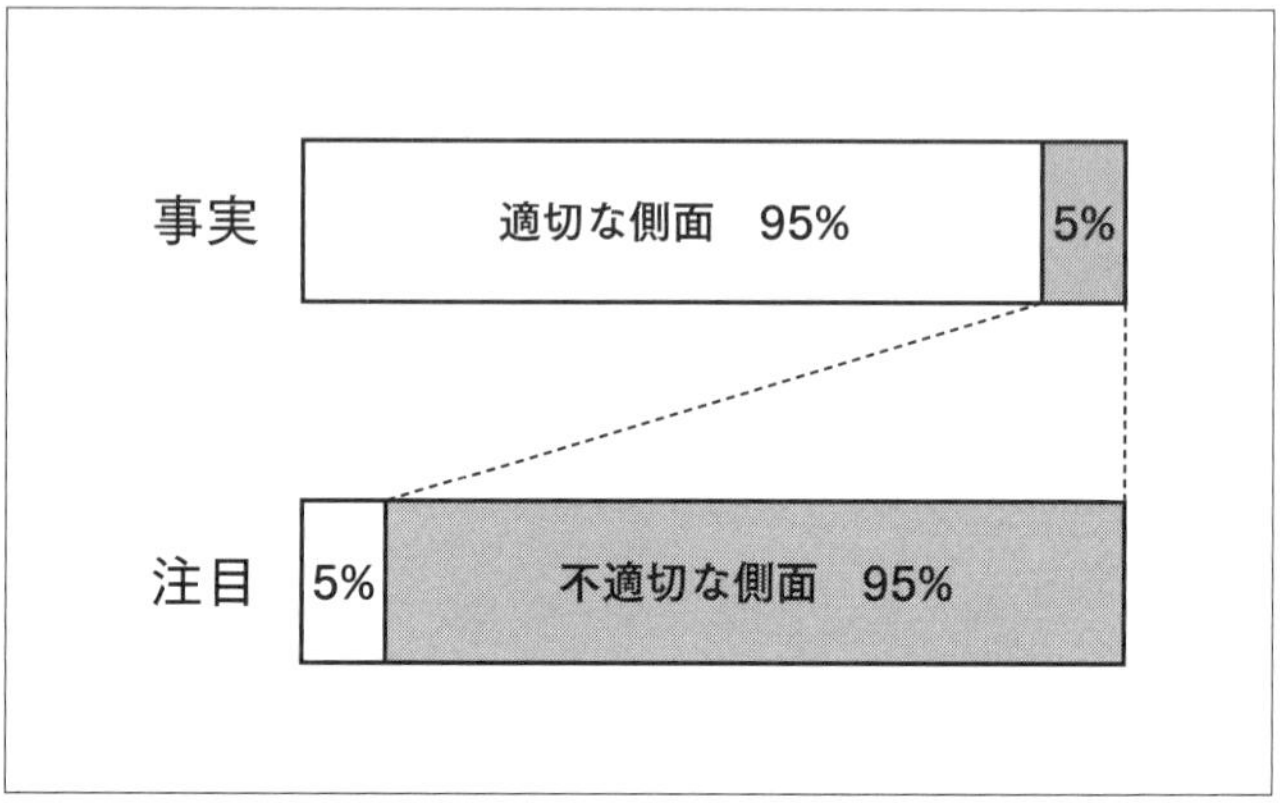

出所：ヒューマン・ギルド ELM勇気づけ講座テキストより引用・改変

という行動（不適切な行動）に注目をしているので、そこばかりが強調され、「弟に優しくできず我慢もできないお兄ちゃん」ということになってしまっているのです。

しかし、実際の彼の行動を振り返ってみたら、たくさんの適切な行動がありました。

この図を人の24時間だとして考えてみましょう。

実際、適切な側面（朝、起きる、ご飯を食べる、保育園に行く、おはようと友だちや先生に挨拶をする、園で元気に遊ぶ、家に帰ってきて弟と遊ぶ。お風呂に

【適切な側面と不適切な側面の関係】

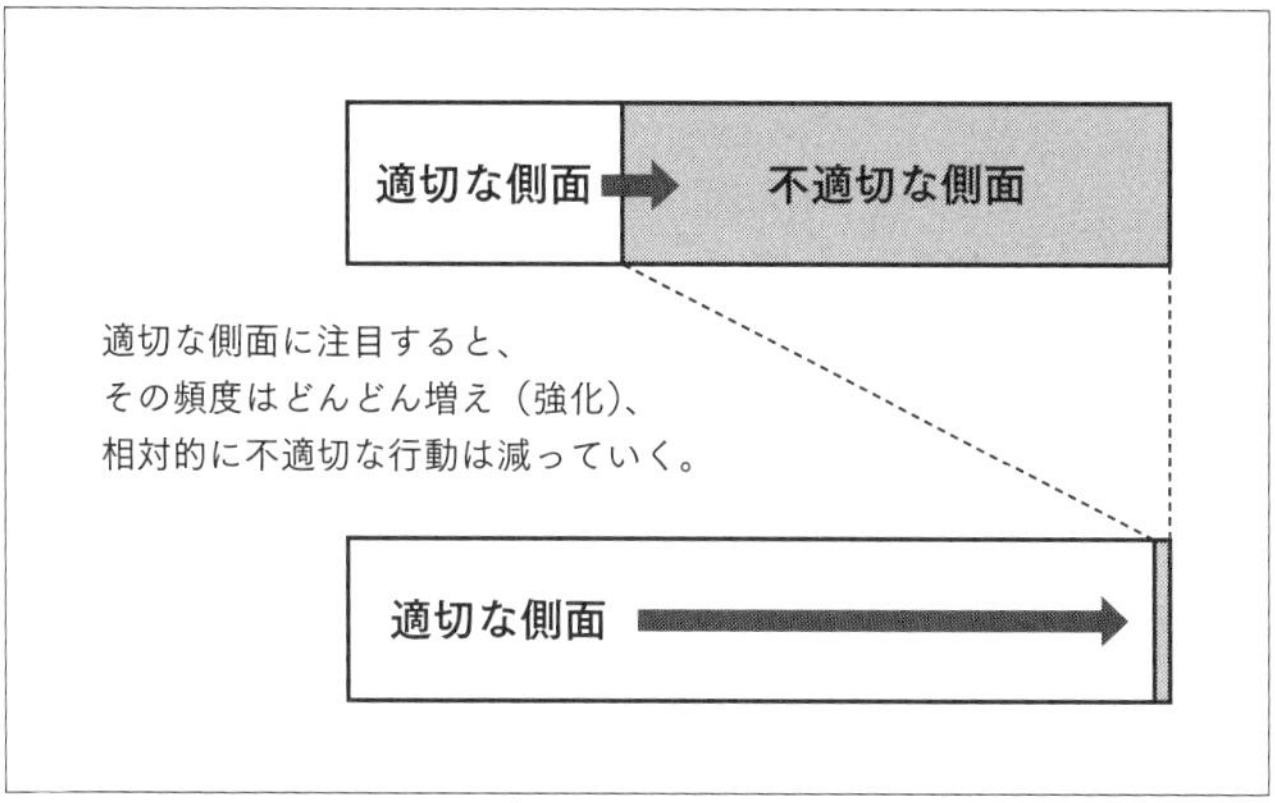

出所：ヒューマン・ギルド ELM勇気づけ講座テキストを参考に作成

入る。寝る）などの行動は95％くらいあり、弟におもちゃを貸さない、ケンカで手を出すなどの行動は、全体の5％に満たないくらいです。

しかし、つい私たちは、不適切な側面、行動に注目してしまいがちです。

お兄ちゃんなのに、おもちゃを貸さない。ケンカで手を出す、我慢できない子という目で見てしまうのです。

不適切な行動に注目すると、その不適切な行動はどんどん増えていきます。そして、相対的に、適切な行動は減ります。

しかし逆に、適切な行動に注目すると、その頻度はどんどん増え、相対的に、不適切な行動は減ります。

人は、ついついできていないところ、不適切な部分に注目をしてしまいますが、できるだけ、適切な側面、当たり前のように目立たない行動に注目して声をかけていきましょう。そうすることで、その子の適切な側面は、ますます強化され、不適切な側面が減っていくことにつながるのです。

きょうだいにいじわるをするのは、子どもの悲痛なメッセージ

さて、このケースでは、もう1つポイントがあります。お兄ちゃんは、なぜ、普段は優しいお兄ちゃんなのに、このように不適切な行動を取ってしまうのでしょう。

実は、それには目的があるのです。1つ前のエピソードでご紹介したポジティブな目的です。

親は、弟や妹が生まれると、必然的に下の子の面倒を多く見ます。そして、上の子に対して、お兄ちゃん（お姉ちゃん）なんだから、自分のことは自分ででき て当たり前！ そのくらい自分でできるよね。やってよね。と思ったり、頼りに

したりします。上の子は、最初のうちは親の期待に応えようとしますが、そのうち、いい子にしていても親はなかなか自分のことを見てくれないことに気づき始めます。すると、怒られてでも、親から見てもらいたい！　かまってもらいたい！と思うようになるのです。このケースもまさにそうでしょう。

優しいお兄ちゃんでいても、ちっともママに声をかけてもらえないならば、おもちゃを貸さなかったり、叩いたり……という不適切な行動をとることで、親の注目を得ようとするのです。

しかし、これは、お父さんやお母さんが嫌いだから、憎いからやっているのではありません。むしろ逆です。お母さん、お父さんのことが大好きだから、自分のことを見てほしいのです。いい子にしていてもかまってもらえないならば、いっそ悪い子になってしまおうということなのです。怒ってもいいから、ぼくを見て！という悲痛なメッセージを送っているのです。

では、このような場合、どうしたらいいのでしょう。何度も繰り返しになりますが、当たり前のような目立たないことに、一つひとつ勇気づけの声かけをしていくことが大切なのです。

「おはよう、元気に起きてくれたね」「ごはん食べたね」「保育園行けたね」「弟と遊んでくれてありがとう」

そうすることで、子どもは見てもらっている、愛されていると感じ、適切な行動が増え、自然と不適切な行動も減ってくるでしょう。

赤ちゃん返りも注目されたいがために起こること

また、下のきょうだいが生まれると、上の子が、急におもらしをしたり、自分で何でもできるようになっていたのに、「ママ、パパ、抱っこ」と甘えてきたり、そんなことありませんか？

そして、あなたは、下の子のお世話で忙しいのに、また手がかかるようになって……お兄ちゃん、お姉ちゃんなのに、なぜできないの？　とイライラしてしまい、「お兄ちゃんでしょ、お姉ちゃんでしょ」と小言を言ってしまう。

いわゆる赤ちゃん返りと呼ばれるものですが、実は、この赤ちゃん返りも、注目を集めるための行動の1つなのです。

赤ちゃんが生まれると、お父さんもお母さんも、ついつい赤ちゃんの方に意識が向いて、赤ちゃんばかりに声をかけたり、抱っこしたり……。小さくて何もできない赤ちゃんなので、そうなるのも当然なのですが、上の子どもは、今までと急に変わってしまう親や周りの対応に戸惑います。

最初は、聞き分けよくいい子にしているかもしれません。しかし、いい子にしていればしているほど、「手がかからなくて助かるわ……」と親は思い、声をかけることも少ないまま過ごしてしまいます。

いい子にしていても関心を持ってもらえない、声をかけてもらえない、ならば、自分も手のかかる赤ちゃんになってしまえばいい！　そう思っておもらししたり、抱っこ〜と言ったりするのです。

下の子へのいじわるも、赤ちゃん返りも、実は、お兄ちゃんお姉ちゃんになった子からの悲痛なメッセージなのですね。

Q 病棟で働く男性看護師Bです。5歳の娘のことですが、消極的でなんでもすぐにあきらめてしまうところが困っています。そして、保育園に送っていくときも、先生たちにきちんと挨拶もできないし、何に対しても「失敗すると恥ずかしいからやらない」と言ってチャレンジしないことが、とても多いのです。失敗するからやらないなんて……。失敗しても大丈夫だと伝えますが、うまくいきません。自己肯定感も低いし……どうしたらいいでしょうか？

失敗体験の前に必要なこと

乳幼児のときもそうですが、小学生になっても、失敗をこわがり挑戦しない子が増えているように感じます。やはり人前でできなかったら恥ずかしいという思いが強いのでしょう。失敗してはいけない、失敗は恥ずかしいものだという思い込みがあるのだと思います。

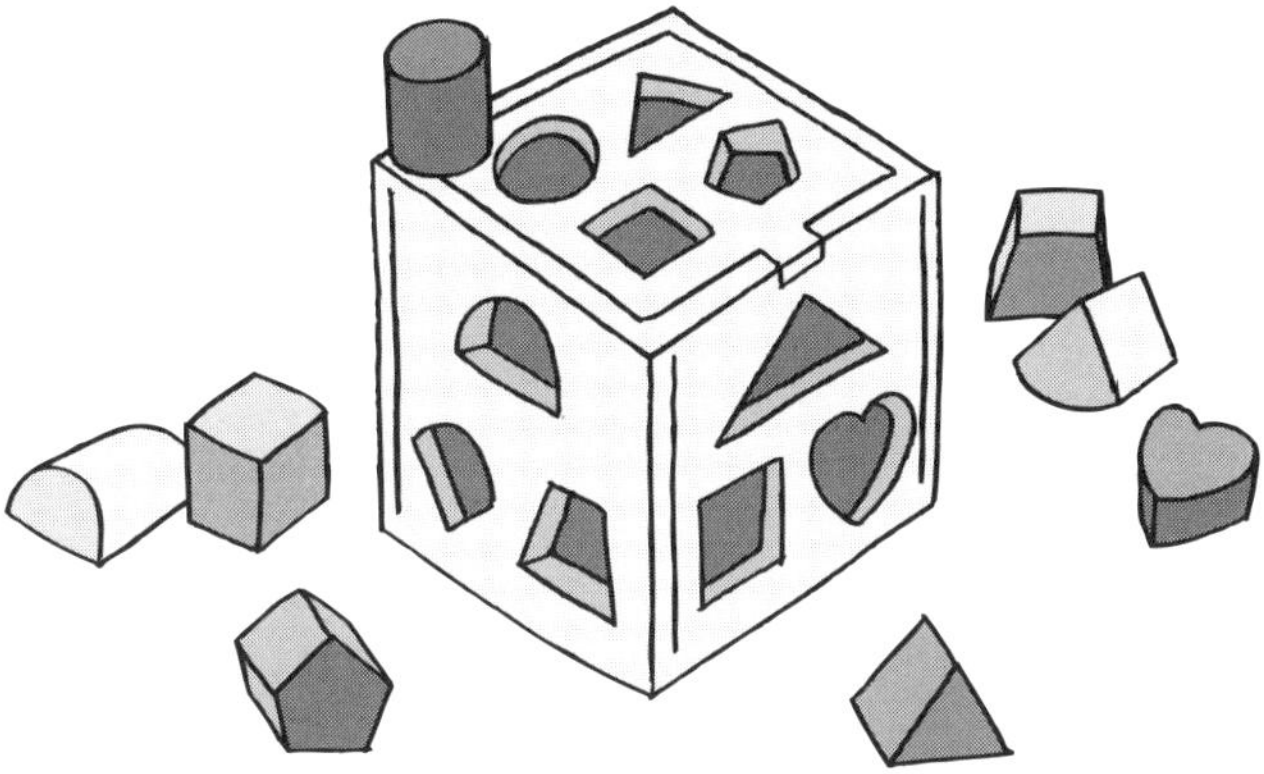

しかし、この失敗体験の前に、あることをたくさん体験しているとよいのです。

そのあることとは、成功体験。

成功体験というのは、「できた！」という感覚を持つこと。

小さな「できた！」という成功体験を何度も何度も繰り返すことが大事なのです。

このようなおもちゃを見たことがありませんか？

一般的に『型はめ』と呼ばれるおもちゃです。0歳から5歳くらいまでを適応年齢とされていますが、実は、このおもちゃ、0歳、1歳くらいですと、入れるのが結構難しいのです。さまざまな形があり、さらに、向きが合っていないと入らない場合もある。やってみようとトライしてみても、なかなかできずに嫌になってやめてしまう……ということが起きてしまうからです。

おもちゃで遊ぶことで成功体験を積んでいく

では、こちらのおもちゃは、いかがでしょう。

自然な風合いそのままに、温もり豊かな木のおもちゃで知られる「赤い鳥」という工房から出ている『玉入れ』というおもちゃです。

一見、何の変哲もないおもちゃのように感じますが、芸術と遊び創造協会が選ぶ「グッド・トイ」として認定されている素晴らしいおもちゃなのです。こちらの協会は、おもちゃ文化や遊びの文化発展をめざし設立されています。私も、こちらのおもちゃインストラクターという資格を持ち、ベビーサイン講師時代は、あそびのサポーターとして赤ちゃんおもちゃ選びのお手伝いなどをさせていただいていました。

さて、この丸い玉を、上の穴に通すだけのシンプルなおもちゃ。球というのは、

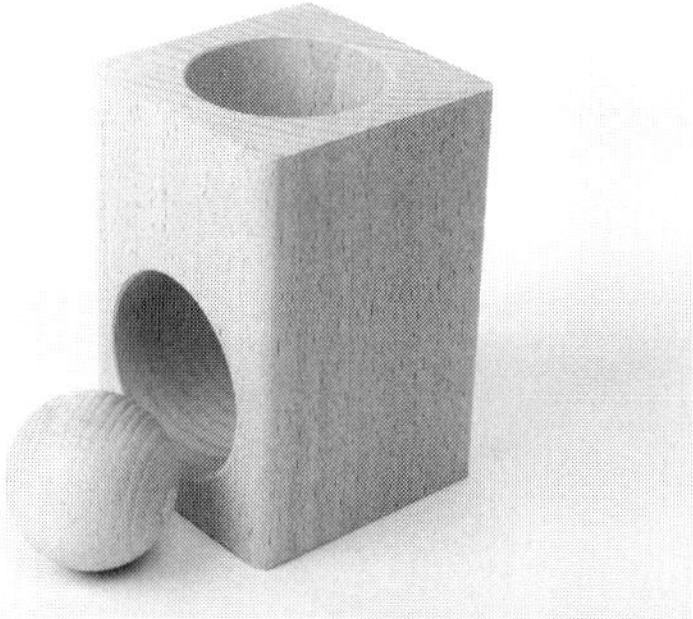

赤い鳥の木のおもちゃ「玉入れ」
価格：2,880円（税込）サイズ：本体　縦70mm×横70mm×高さ100mm／玉　直径40mm　素材：ブナ

赤ちゃんがとても持ちやすい形です。そして、どの向きで入れても円なので、必ず穴に通ります。そして、入れる場所は1か所だけ。というシンプルさが、成功体験をより身近なものにしています。

くもん出版から出ている『くるくるチャイム』もグッド・トイ認定おもちゃで、同じような理由でお勧めです。

入れる物は丸いボール5個。入れる場所は1か所。上の穴から入れると、くるくるチャリンとなって、下から出てきます。それの繰り返し。簡単に成功体験ができ、達成感を得られます。

できると、親から「やったね」「できたね、すごいね」といった言葉をかけら

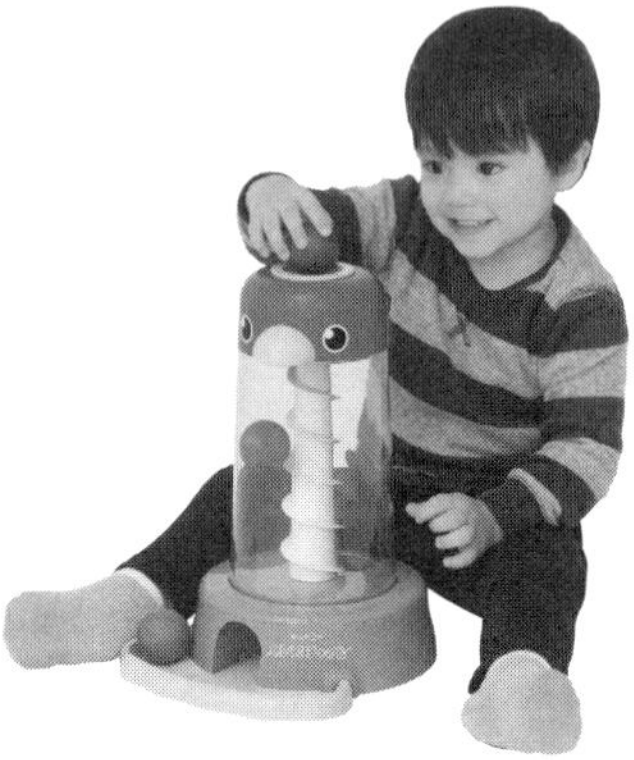

くもん出版の「くるくるチャイム」
価格：4,320円（税込）　サイズ：本体　縦320mm×横222mm×奥行272mm／ボール　直径45mm

れます。すると、自分はできる！と思え自信がついてきます。それが、くじけない心、途中で投げ出さない心、あきらめない心を育て、困難、失敗を乗り越える力を育んでいくのですね。困難を乗り越える心、それが自己肯定感につながっていくのです。

さらに、おもちゃは、「快」「不快」という視点から見れば、「快」の体験、「わくわく」する体験を与えてくれます。そのおもちゃを使い、成功体験を積むことは、「快」に拍車がかかり、もっとやろう！　やってみたい！　という前向きな気持ち（内発

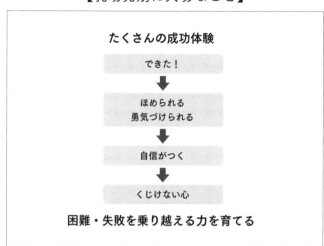

【乳幼児期に大切なこと】

たくさんの成功体験

できた！

↓

ほめられる
勇気づけられる

↓

自信がつく

↓

くじけない心

困難・失敗を乗り越える力を育てる

的動機づけ）を育て、行動を増やしていくことにつながります。

　この内発的動機づけに関しては、次の章でくわしく述べていきます。

　成功体験を何度も何度も繰り返し、「できる！　できた！」と自信がついて、その後に、チャレンジ体験、失敗体験なのです。

　失敗を恐れる子には、「失敗してもいいんだよ」と言う前に、小さな成功体験を、今ここからたくさん味あわせていただきたい。自分はできる！　というイメージができるように、サポートしていただきたい。私たち親ができることは、小さな成功体験を積むお手伝いです。あまりにも難しすぎることにトライさせることはやる気と自信を失わせ、消極的な子どもを育てることにつながる可能性もあるので注意が必要です。

オーバーな勇気づけの声かけもOK！ そして、3歳までは、ほめほめOK！

さて、事例の5歳のお子さんの場合も同じです。

恥ずかしがり屋さんで、挨拶ができない場合は、最初は、お父さんやお母さんが、他の人に「おはようございます」と言っている姿を見せるだけでもいいでしょう。

そのうち、小さな声で言えるようになったとします。でも、声が小さすぎて、相手には届かない。しかし、小さくても言えたことに注目します。「今日は、保育園の先生に挨拶できたね！ やったね！」と声をかけます。それを何度も繰り返し、勇気づけられることで、子どもは、大きな声で挨拶できるかも？ と思うようになるでしょう。そして、「おはようございます！」といつもより大きな声で言うことができました。そこで、オーバーすぎるくらいに勇気づけ。「わあ、今日は、いつもより大きな声でご挨拶できたね！　挨拶するって気持ちいいね。言ってくれて、パパうれしいな」

その言葉で、子どもは自信がつき、くじけない心、あきらめない心、乗り越える力がついてくるでしょう。

勇気づけとほめるは違います。しかし、一部重なる部分があることは、第1章でもご説明しました。

3歳くらいまでは、「認められる」という感覚を通して、自信をつけていきます。ですから、それまでは、「すごいね、やったね、えらいね」などのほめ言葉も使っていってもよいでしょう。

Q 内科病棟に勤務している看護師Eです。5歳・年長の長男G、そして、3歳、6か月の女の子がいます。長男はあと半年で小学生になります。保育園の準備、お箸セットやコップやタオルなど、自分のことは自分でできるようになってほしいと思っているのですが、「ママ、手伝ってよ、できないよ」ということが多く、なかなか1人でできません。私も日勤に間に合わないと困るので、つい待てずに手伝ってしまいます。下に3歳と6か月の妹がいて、そちらにも手がかかっています。お兄ちゃんなのだから、もうすぐ6歳にもなるし、もっとちゃんとできるようになってほしい。このままではちゃんと小学生になれるのか、心配でたまりません。

もう5歳、それとも、まだ5歳？

Eさんは、3人のお子さんを育てながら、病棟での勤務。大変だと思います。そんな中、長男Gくんは、来年は小学生になる。自分のことは自分でやってほしいと願う気持ちも分かります。

でも、ちょっと立ち止まって考えてみましょう。実は、Gくん、まだ生まれてたった5年しか経っていません。その間、2人の妹のお兄ちゃんとなったGくんは、きっと精一杯毎日を過ごしていることでしょう。ぼくはお兄ちゃんだからという思いを持ちながら……もっと甘えたい気持ちを押さえながら……。

もう5歳。でも、まだ5歳。

どのように見てもそれは自由です。しかし、5歳だから、お兄ちゃんだから、もうすぐ小学生だから、できて当たり前でしょうというスタンスは、子どもを苦しめる可能性もあります。

できないことがあっても大丈夫。

繰り返しになりますが、できているところに注目していきましょう。

保育園の準備はできていないけれど、自分で起きている。「できないよ、手伝って」と泣かずに言葉で伝えてくれている。おそらく妹たちの面倒も見てくれているでしょう。そこに注目して、言葉に出して伝えていきましょう。

「眠いのに、起きてきたね」「保育園のリュック、玄関に出してくれたね」「ごはん昨日よりも少し早く食べられているね」「いつも妹たちのお世話を手伝ってくれてありがとう」

そして、もう1つ、「きっとこの子は大丈夫。いつかできるようになる。無限の力を持っている」と信じて待つこと。

繰り返しお伝えしていますが、第1子が5歳なら、あなたも親歴5年。5歳です。子どもも大人も、まだまだ成長中なのですね。

朝の5分が、親の心と子どもの行動にゆとりを作る

そして、待つときに、心に留めておきたいこと。子どもは、大人に比べて8倍くらいゆっくりだと言われています。

そして、子どもは常に、やりたい！　という気持ちにあふれています。でも、そのやりたい！　やってみたい！　に対して、「早く！　早く！」と大人に言わ

れることで、やる気をそがれてしまうのです。

あなたも、看護師として初めてのケアをするときに、先輩看護師から「早くやって！」と言われたらどうでしょう。やる気もなくなるし、失敗したらどうしようと、からだが固くなり、できることも、できなくなりそうですよね。

まずは、子どもが1人でやるのを待ちましょう。待つためには、時間が必要です。働いている方の朝の5分は厳しいかもしれません。しかし、その5分を生み出すことで、親の心にゆとりができ、子どもの行動にもゆとりがでる。子どもの成功体験につながっていく可能性があるのです。ほんの少しだけ、5分でも、3分でも早起きしてみませんか？

きょうだいそれぞれにひとりっこ時間・みてみて光線にはおへそビーム

また、もう1つの見方です。

3人きょうだいのお兄ちゃんGくんは、あえて準備をしないという不適切な行動をとって、「もっとママかまって、ママ、下の妹ばかりじゃなくて僕のことも見て！」というメッセージを出しているのかもしれません。

この「見て！」という思いを、私は「みてみて光線」と呼んでいます。この「みてみて光線」をいっぱい出しているときにお勧めなのが、子ども一人ひとりに対してひとりっこ時間を持つこと。きょうだいが複数いらっしゃる方には特におすすめです。

これは、長い時間、特別な場所に行くとかではありません。

たった5秒でも、10秒でも、家でも、どこでもいいのです。

この「みてみて光線」には、「おへそビーム」が効果的です。

「おへそビーム」とは何だろうと思われる方もいらっしゃるかもしれません。この言葉は、私がやっている子育て講座の中で自然に生まれてきました。

例えば、「ママ～」と呼ばれて、「なあに」と顔だけを子どもに向けて返事をする場合と、体全体、おへそを子どもに向けて「なあに」と返事をする場合と、どちらの方が聞いてもらっていると感じるでしょうか？　おそらく後者ではないでしょうか？　おへそからビームが出るくらい、体ごと子どもにしっかり向き合って対応するというのがおへそビームなのです。

このおへそビームですが、乳幼児の場合は、直接おへそとおへそをくっつくくらい向かい合ってお膝の上でぎゅーっと抱っこするのがお勧めです。

毎日忙しい看護師さん。きょうだいが何人もいる場合、なかなか一人ひとりに時間をたっぷりかけることはできません。

しかし、朝起きてぐずっている。なかなか行動が先に進まない……。そのような時、朝の5秒でも、10秒でも、いいのです。

その子だけに意識を向けてぎゅーっと抱っこしてみてください。そして、「ひとりっこ時間だね」と耳元でささやくのもお勧めです。

ぎゅーっと抱きしめられた子どもは、心のボトルに勇気のしずくがたまっていきます。私は、娘たちによくこの方法を取っていました。10秒もぎゅーっとしていると、「もう、ママ、苦しいよ（笑）」と言いながら、自然に離れ、洋服を着替えたり、ご飯を食べ始めたりしました。

子どもたちに伝えたいこと
「生まれてきてくれてありがとう。あなたはそのままのあなたでいい」

0歳から6歳までの乳幼児期。心の土台を育てる大事な時期だと申し上げました。

そして、まだ生まれてからたった6年。さまざまなことが初体験です。

子どもも、泣いたり、笑ったり、怒ったり、喜んだり、失敗したり、落ち込んだり……。さまざまな感情を体感し、味わいながら学び、対人関係の基礎を育んでいく時期でもあります。

子育てで大切なことは、勇気づけという技法を使いながら、共同体感覚を育成していくこと。

こういう言葉を、子どもたちに伝えていきましょう。

「生まれてきてくれてありがとう」

「どんなあなたも大丈夫」
「あなたはそのままのあなたでいい」
「あなたはこの世の中に必要とされて生まれてきたよ」
「世界は優しいよ」
「まわりのみんなは、仲間だよ」

これらの言葉は、アドラー心理学の幸せの3つの条件、「自己受容、他者信頼、貢献感」につながっていきます。

アドラーの高弟・ドライカースは、『勇気づけて躾《しつ》ける』の中で、「こどもにとって、最大の動機は所属願望」だと言っています。

子どもは安心できる場所を求めています。

まずは、家庭が安心基地であること。

何を言っても、どんな行動をしても大丈夫、あなたを信じているよ。というマインドで、見返りのない愛、無償の愛をシャワーのように、言葉と態度で注いでいくことが大切なのです。

第5章

年齢別の関わり方②——
信じて待って任せる児童期

第1章で、子育ての目標は「自立」だと述べました。この「自立」を促すことを通じて共同体感覚を育成すること、これこそが、アドラー心理学の究極目標です。

第4章では、乳幼児期の子どもへの関わり方を見ていきましたが、この章では、小学生以上の子どもへの関わり方を見ていきます。

小学生以上は、なんでも先回りする子育てではなく、信じて待って任せるスタンスが大事になってきます。この章では、小学生～中学生くらいのお子さんのケースをもとに話を進めていきましょう。

Q 小学3年生男の子Sと年長の女の子がいる看護師Dです。仕事があるので、小学生の子どもは学童保育に預けています。しかし、迎えに行くのは18時ぎりぎり。

宿題は学童である程度やってはくるのですが、終わらずに持ち帰った宿題をなかなかやらなかったり、連絡帳をださなくても平気だったり……。

最初は普通に声をかけるものの、何回言っても行動しない子どもにイライラしてしまいます。子どもの問題として放っておいていいものなのか毎日毎日同じことを言っていて、イライラしてしまうのです。

何のために勉強をするのか？

看護師の仕事が終わり、子どもを迎えに行く。何度言っても、宿題を全部終わらせてこない……とイライラするお気持ち分かります。

しかし、第3章の課題の分離のところでも述べましたが、学校、勉強、宿題のことは、子どもの課題です。

宿題をなかなかやらない、連絡帳をださない、何度言っても行動しない。それは、宿題をやらなくても連絡帳を出さなくても行動しなくても、子ども自身が困っていないし、必要性や目的を自分のものとして考えられていないからでしょう。

子どものみならず、人は自分を動かす内側から湧き出る思いがあれば自ら行動します。しかし、怒られるからとか、何度も言われるからという外からの刺激だと、一瞬はやるかもしれませんが、長くは続かないし、逆に言うと、自分が困るということを体験しないと、子どもは自発的には動かないのです。

宿題をやらなかったことで、最初は何も困らなかった。しかし、家での勉強、宿題をやらないうちに、授業や勉強が分からなくなってきた。分からないのは困るので、勉強しなくてはと思う。

ある日、連絡帳を出さなかった。でも、特に困らなかった。しかし、連絡帳を出さなかった日、翌日必要な工作の道具を親に伝えていなかったので、買ってきてもらえなかった。図工の時間に工作ができず、困ったという経験をする。すると、ちゃんと連絡帳を見せなくてはと思う。

子どもは今を生きています。しかし、逆に今しか見えていないので、宿題をやらないこと、勉強をやらないことでどうなるか？　という未来がなかなか想像できません。ですから、そこは大人が教えていく必要があります。

勉強すると、こんな新しい発見があるよ、便利なこともあるし、遊びにも役立つことがあるよ、知らないことを知るって、こんなに楽しいよ、勉強して上の学校に行くと楽しいことがあるよ、どんな仕事にも就くことができるし、仕事以外にも、人生にたくさんの選択肢が増えるよ、など勇気づけの言葉とともに伝えていきます。

そこで、子どもが「勉強するって楽しい！」「勉強することで新しいことをたくさん知ることができるから、もっと学びたい」という自分の中から自然に湧き出てくる気持ちが出て、勉強の面白さが分かってくると、言われなくてもやるようになるでしょう。

外発的動機づけと内発的動機づけ

さて、この自分の中から湧き出てくる気持ちを「内発的動機づけ」という言葉で表現することができます。

動機づけには、「外発的動機づけ」と「内発的動機づけ」の2種類があります。

「外発的動機づけ」とは、アメとムチのように、他者からの制限や、外側から刺激を与えられる動機づけです。

このケースでいうと、「勉強しなさい」とか「連絡帳出しなさい」と何度も何度も言うことは外発的動機づけです。しかし、子どもは、怒られる、小言を言われるという外発的動機づけではなかなか動きません。動いたとしても、その時限りだったり、イヤイヤだったりして、身につきにくいでしょう。

それに対し、「内発的動機づけ」は、自律的で内側から湧き出てくるような動

【2つの動機づけスタイル】

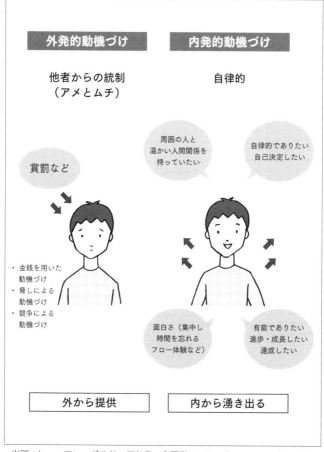

出所：ヒューマン・ギルド　アドラー心理学ベーシック・コーステキストより引用・改変

機づけのことをいいます。

自律的であるとき、人は本当にしたいことをしており、興味を持って没頭していると感じているのです。

「新しいことを知るのは楽しい！」

自分がこうしたい！　こうありたい！　と思って起こした行動は、本来の偽りのない自分です。内発的動機づけがあると、子どもは勉強もその他のことも人に言われずにやるようになるでしょう。

勉強や、スポーツ、趣味、なんでもいいです。何かに集中し、時間を忘れる体験を親が経験したことがあれば、それを語ってみるのもいいでしょう。

途中までしかやらない、途中までやっている

そして、もう1つ別の点からお話ししますと、Sくんの場合、宿題は、学童保育でまったくやっていないのではなく、途中まではやっていますね。

学童保育とは、日中保護者が家にいない小学生児童（＝学童）に対して、放課

後、適切な遊びや生活の場を与えてくれるところです。学童と言えば、友だちがたくさんいて、遊具もたくさんあって、遊ぶ誘惑にあふれているでしょう。しかし、お子さんはその誘惑に流されることなく宿題を途中までやってきたのです。

このように子どもの途中の経過に目を向けられるかどうかで、かける言葉も違ってきますし、受け止める子どもの反応も変わってきます。

結果ではなく、経過、プロセスを重視していきましょう。今の目の前の子どもの姿は、完成形ではありません。現在進行形で成長中なのです。

今度、「半分でもやってきたんだ！　がんばったね！」と言ってみてください。できていることに注目されて、お子さんは嬉しく感じるのではないでしょうか？

そして、「全然やらないのではなく、ここまでは、やってきたんだね。これ、まったくやっていなかったらどうだろう。少しでも学童でやってきたことで、その後の生活はどうだったかな？」と、学童で勉強したことで、家に帰ってからの生活に時間のゆとりができるのだということを気づかせる声かけをしてもいいでしょう。

もちろん、これも、誘導的ではなく、こんなこともあるよという提案程度に。

そこから、子どもは自分で気づき、自分の行動を決めていくでしょう。

3年生男子。計画的に勉強を進めるということが難しい子も多いでしょう。しかし、できなかったとしても、それは単に経験していないからできないだけ。だとしたら、今ここから何ができるか、そこを教えていくという方法もあります。

そしてこれも、前述したとおり、親が誘導するのではなく、家族で話し合いながら、どうしていったらいいかを考える家族会議の場を持たれることをご提案します。

課題の分離と割り切れない部分。その子その子に合わせた関わり方

そして、Sくんが当てはまるかどうかは不明ですが、そもそも勉強のやり方が分からない、もしくは、分からないことが分からないというお子さんもいるでしょう。

その場合は、勉強、宿題は子どもの課題だからといって線を引くやり方は妥当ではありません。分からない子に「信じて待って任せる」というのは時期尚早で

す。分からない子に対しては、まず子どもをよく見て寄り添いその子に合った方法で教え、自立できるように関わっていくことが大事になってきます。

理解がゆっくりなお子さんに対しては親の介入も必要でしょう。低学年だったら、連絡帳を見たり、授業のノートや、宿題のプリント、テストの結果などをじっくり見たりして、どのくらい分かっているか？　分からないところはないか？　など確認することも大切です。

また、紙と鉛筆で分からない場合は、具体的に手に持てる物、つみきや棒やおはじきなどを使って説明するのもいいでしょう。

一を聞いて十を知るタイプの子もいれば、一を識りて二を知らずというタイプの子もいます。勉強は子どもの課題とばっさり線を引くのでなく、子どもの様子、態度を見ながら、その子その子にあった関わり方ができてこそ、勇気づけの関わりと言えるのではないでしょうか。

Q 1年生の女の子の母Wです。娘が6月に学校の図書館でうまく本を借りられなかったということがきっかけで、「学校に行きたくない」という言葉を言い始めました。どうにか1学期は学校に行きましたが、夏休みの後半から「小学校……行きたくない」という言葉が増えてきました。
9月1日の朝。突然、石のように動かなくなり、直前まで行けそうな雰囲気だったのに「行かない、絶対行かない。お休みする」と号泣。でもどうにか行ってくれました。しかし、これからも「行かない」ということがありそうで、心配です。

学校に行く。それだけで100点満点！

1年生は学校に行く。ただそれだけで100点満点！　だと思います。こう言い切ってしまうと、少し語弊があるかもしれません。しかし、幼稚園、保育園を卒園し、小学校へ入学。今まで、自由に走り回り遊びがメインだった子どもたちが、入学式を境に、重いランドセルを背負って、45分間じっと座っておくことを4コマ、5コマやっていくのです。本当に頑張っています。

今まで体験したことのない日常をやっていくわけですから、当然ストレスもあると思います。小学生になったら学校に行くというのは、当たり前ではなく、有り難く、とても頑張っていることなのです。ですから、1年生のころは勉強ができている、できていないよりも、まず学校に毎日行くことができる。それだけで100点満点！ なのです。

小学校のある先生もおっしゃっていました。「1年生は、勉強ができる、できていない、とかではなく、まずは、学校を嫌いにならないこと、勉強が嫌いにならないことが一番です。だから、とりあえず宿題ができていなくても、学校に来てくれる、それだけでいいのです」と。ありがたい言葉です。

9月1日、夏休み明けに伝えたい言葉

そして9月1日という日。この日は、1年間で子どもの自殺が最も多くなる日

と言われています（最近は始業の日がバラバラなので、一概に9月1日とは言えなくなりましたが……)。

学校に行きたくない……と言われたら、親のあなたはどう反応しますか？　つい「何言ってるの！　学校には行かなくちゃ！　頑張って」と励ましたり「学校は勉強するところなんだよ。行こうね」と促したりすることが多いのではないでしょうか？　しかし、その励ましの言葉が、子どもを追いつめている可能性もあるのです。

まず大切なことは、子どもの気持ちに共感すること。

「そうか……。行きたくないんだ……」

ぎゅーっと抱きしめるのもいいでしょうし、手をそっと握るのもいいでしょう。家族間、夫婦間で話し合いができていたならば「行かない」という選択肢を提示するのもいいかもしれません。

ソファに座って行かないと言っていた子が、もし、1歩玄関の方へ足を踏み出したら、そこに勇気づけ。「1歩、玄関の方に進めたね」

泣きながらも靴を履こうと靴に手をかけたら、「靴、履こうとしてるね」と勇

気づけ。（もちろん、声はかけずそっと見守ってもいいでしょう）

それでも、なかなか次の行動に移ることが難しければ、別の話題、きっかけを話してみてもいいかもしれません。

実はこの事例は我が家の娘が1年生の時のエピソードです。娘の行動をしばらく見守っていましたが、頑なに動かない娘に、さらっと、夏休みに頑張った読書感想文と絵の話をしてみました。これらの締め切りは9月1日でした。

「夏休み頑張って書いた感想文があるね。今日が締め切りだよ。せっかく書いたから、出さない？」すると、娘の表情が少し変わりました。「そっか、そうだね。でも、もうみんな行っちゃった……」「ママも、途中まで一緒に行こうかな」「学校まで一緒！」と娘。確かに、もう登校班のみんなは行ってしまったので一緒に行くしかありません。

「よし！　じゃ、一緒に行こう。」体が少し動いてランドセルを背負ってくれました。ばたばたと、2人で、手をつないで登校。重たいお道具箱は、私が持つのを手伝いました。

「こんな重い荷物持っていくんだね～」と声かけ。途中、「なんで、お休みさせてくれなかったの……」という言葉もあったけど、足は前に進んでいます。不適切な行動には、注目しない。その言葉には注目せず「そうね〜。でも、こうやって歩いてくれてるね。嬉しいな」その日は無事に学校に行けました。

結局、その後も数回、行きたくないということもありましたが、今は元気に学校に通っています。

子どもが学校に行きたくないと言ってくれたおかげで、娘と2人で登校する日が数日ありました。そのゆったりとした時間を過ごすことで、いろいろなことを思い出し、振り返ることができました。大きな病気もせず、元気で生きていてくれる、ただそれだけでありがたい……と思えました。

9月1日。

子どもが生きている、生きていてくれている。子どもが存在してくれている。存在そのものに、「ありがとう」という気持ちを表していただきたい。

もしかしたら、あなたのお子さんも、我が家の娘ほどではないかもしれませんが、「いやだな〜、行きたくないな〜」という気持ちを抱えながら、学校、幼稚園、保育園に行っているかもしれません。

そんな子どもたちが帰ってきたらぜひ「おかえり。今日も頑張ったね！　お疲れ様」と満面の笑顔で声をかけてあげること、お勧めします。

Q　2年生の男の子Tの母Aです。Tはよく忘れ物をします。私も日勤の時は届けられないのですが、夜勤で朝、家にいるときには、届けるようにしています。先日、算数セットを忘れていったのですが、仕事だったので届けられませんでした。すると、「なんで届けてくれなかったの？」と言われて……。彼が忘れたのに、私が彼から怒られるのもおかしな気がして、「そんなふうに言われる筋合いはないよ！　そもそもあなたが忘れたことが悪いんでしょ」とどなってしまいました。怒るつもりはなかったのですが……。こんなときどのような対応をしたらいいでしょうか。

罰ではなく結末を体験させる

忘れ物が多いお子さん、いらっしゃいますね。このような場合、その場限りの対応で、親が届けられるときは届ける、届けられないときには届けない、ということをしていると、今回のようなことになりがちです。では、どうしたらいいでしょう。

まずは、お子さんに忘れ物は自分自身の課題だということを認識してもらうことが必要です。第3章で、学校のことは、子どもの課題だということをお伝えしました。忘れ物に関しても例外ではありません。ですから、忘れ物をしても怒る必要はなく、結末を体験してもらえばいいのです。

この結末を体験するというものには、「自然の結末」と「論理的結末」の2つの種類があります。

このT君のケースでは、「論理的結末」を適用しましょう。

まず、忘れ物をした場合、どのように対応するか、家族で話し合いを持ちます。

【2種類の結末の体験】

自然の結末	論理的結末
親の干渉なしで子どもが自分の行動の結末を体験することを成長のチャンスとする子育て法	子どもが実際に行動を起こす前に、関係する家族との間に話し合いをもち、GOサインが出たら、子ども自身に責任を引き受けてもらう子育て法

出所：『マンガでよくわかるアドラー流子育て』かんき出版より引用・改変

しかし、家族で話し合う前に、この結末を体験させるという考え方を夫婦で共有している必要性があります。第1章の冒頭でも子育ての目標は、両親で共有できた方がいいと述べました。両親のどちらかが、アドラー心理学の「結末を体験させる」という関わりをしようとしているのに、2人で子育ての目標が一致しておらず、もう片方が、目先の対応にとらわれた関わりをしてしまっては、元も子もないからです。

夫婦の在り方は、とても重要になってきます。しかし、どちらか片方がアドラー心理学を学んでいて、片方は学んでいないというケースも多いでしょう。その場合は、相手に「いろいろ学んできて、子どもたちにはこのような関わり方がよさそうだと思っているのだけど、どうでしょう。あなたはどう思う？」と主張的に提案します。そして、相手に選択肢を与え、相手の意見も尊重しつつ、夫婦の考えを擦り合わせ、できれば「結末を体験させる」という関わりについては一致させるといいですね。

そのうえで、子どもと話していきます。

「学校に物を持っていくのは、子どもの責任だと思うの。だから、忘れ物をしてもお父さんやお母さんは届けないつもりなのだけど、いいかな？」

子どもが、「そうだね、確かにその通りだね。じゃ、忘れ物しないように前の日から準備するね」このような話がなされたとしましょう。

しかし、T君は忘れ物をしました。ここで、Aさんは、忘れ物は届けません。なぜなら、T君の課題だからです。しかし、ここで、「今日は、夜勤だから持っていけるわ」と持って行ってしまうと、最初のようなことになってしまいます。よく忘れ物をするお子さんは、忘れた時は親が持ってきてくれると予想できるから自分で責任を持たずに準備していない可能性もあります。

忘れ物をしたら、どんなことが起こるのか？　予測する力を育て、最終的に子ども自身が、自分のことに責任を持つという流れの中で、自立心と責任感を育てることができるでしょう。

では、自然の結末というのは、どういうものか？　を例をあげてご説明します。

例えば、雨が降っているのに、長靴ではなく、運動靴をはいていきたいと言って、運動靴で学校に行く。案の定、下校中も道は水たまりがたくさんあって、靴はべちゃべちゃになって帰ってくる。本人は嫌な気持ち、悲しい気持ちになっているかもしれません。しかし、この体験から、次回からは、雨の日には、長靴を履いていったほうがいいということを学び、次に活かしていくでしょう。

このように、子ども自身の体験を通して困難を乗り越える力をつけていく、子どもの自立心と責任感を育てていく方法が、「結末を体験させる」という方法です。

Q 小学4年生男子、1年生男子の2人の子どもの母Yです。総合病院の外来で日勤だけの勤務ですが、帰りは遅くなることもあるので、子どもたちにもいろいろなことを手伝ってもらったら助かるなあと思っていいます。家族の一員として何か役割を担当してもらいたいと思っていますが、どのようにしたらいいのでしょう。

家族の決まり事は、家族会議で決めよう

看護師の仕事は大変です。日勤だけの勤務だとしても、残業があったり、研究をしたり、研修に出席したり通常の仕事以外にもさまざまな役割があります。家のことを子どもたちに手伝ってもらえたら、どんなに楽でしょう。

つい、「小学生になったら、お風呂掃除やってね」「ご飯のときは、お茶碗ふきしてもらいたいのだけど……」など、親がお手伝いをお願いするパターンが多いかと思います。お手伝いに限らず家での決まりごとはなんとなく親が決めていて、

暗黙のルールとなっている可能性が多いのではないでしょうか？

しかし、アドラー心理学では、家族の理想的なあり方として家族会議というものをお勧めしています。

家族会議は、家庭内のいろいろなことについて民主的な方法で解決するために最も重要な方法の1つです。家族全員が集まって問題について話し合い、結論を探っていきます。

例えば、この家族会議で取り上げる内容は、①家庭内の役割の分担、②家族メンバーの心配事、嬉しい出来事、③ケンカ・もめごとの解決方法、④レジャーなどの計画　などです。

話し合う時間は、長くても20～30分。全員出席することが基本です。もし、欠席した場合も、話し合いで決まったことは全員が守るという決まりにしたほうがいいでしょう。

司会、書記を決めて、話し合いを進めます。それぞれのメンバーはお互いに傷つけないように聴き上手、勇気づけのマインドで参加します。

問題に対する解決策を全員で考え、決めていきます。過半数や、3分の2の賛成ならば決定するなどあらかじめ決めておくといいでしょう。

家族全員で問題に取り組み、家族全員で結論を引き出していきます。

Yさんのご家庭の場合、まずYさんが夫と話し合ったうえで方針を決め、家族のみんなに提案をしてみましょう。（「結末を体験させる」のところでも述べましたが、夫婦は子育ての目標を共有していることが大切です。）

「みんなに相談があるのだけれど、いいかな？　お母さん、看護師の仕事が夕方遅くまでかかるので、できたら、みんなに家のことを手伝ってもらえたらいいなと思っています。手伝ってもらったらお母さん、すごく助かるの。みんなも、ご飯が早く食べれたり、早くお風呂に入れたりするようになる。だから、よかったら、家族全員で相談してお手伝いのことについて決めたいのだけど、話し合う時間を取ってもらえるかな」

ここで重要なのは、断る余地を与えながら、提案していくところです。ここでも横の関係で、相手を尊重します。そして、夫、子どもたちから「たしかに、そうだね、お母さんだからって、お母さんが家事を全部やるのも、大変だよね。みんなで話し合おう」という同意が得られたら、話し合いの日時を決め、家族会議を開きます。

現状を伝え、こうしてもらえたら嬉しいという提案をする。そこで、子どもたちや夫からも率直に意見をもらいながら、決めていきます。

この家族会議は、「愛と勇気づけの親子関係セミナー」（SMILE）という講座の中で深く学ぶことができます。実際に講座を受けられた方が、さっそく生活の中で取り入れ会議をしてくださいました。

その方は、まさにYさんと同じで、「お手伝い」についての家族会議をされました。小4、小1の男の子、3歳の女の子のお母さん。アドラー心理学を学ばれたのは、お母さんですが、ご夫婦でテキストを見ながら内容を分かち合われていました。

今まで3年間長男さんがやってきたお風呂の準備を次男さんに引き継いでもらいたい。そして、長男さんには、別のお手伝い（朝の新聞を取ってくる、洗濯物を取り込む）をお願いしたい、下の娘さんやお父さんを含めて、今までそろえていなかった靴を各自で意識して揃えたいというものが家族会議の内容でした。

実際、話し合いの結果、みんながそれをやることに同意し、1か月経った後、

「やってみてどうだったか」を見直すための家族会議を開かれました。できたところと、できなかったところをざっくばらんに出し合い、では、できるためにはどうすればいいのか？　建設的に話し合いをされました。

このように、親が一方的に決めるのではなく、家族みんなで決めることで、それぞれが自分たち自身の問題としてとらえ、積極的に関わっていけます。家族がお互いを尊重し合い、責任を分かち合うことで共同体感覚を育てることにつながるでしょう。

Q　5年生と2年生の女の子の母Mです。子どもが、学校のことをなかなか話してくれなくて……。この前、仲良しの子はいるの？　と聞いてみたら、特に仲良しの子はいないみたいで、いじめとかではなさそうですが、1人でいる時間が多いみたいなのです。友だち関係をうまく築けていないのではないかと心配しています。

学校で、1人でいるのはダメですか？

ついつい私たちは、子どもが学校で、ひとりぼっちかもしれないと思うと、「○○ちゃんと仲良くしたら？」とか「友だちいなくて大丈夫？」と、何も言われていないのに心配してしまうことはないでしょうか。

実は、我が家も同じようなことがありました。数年前のことです。夏休み前の保護者面談のとき、生活について子どもが書いた自己評価の紙を元に先生と話す機会がありました。そこで「休み時間は、誰と何をして過ごしていますか？」という項目があったのですが、4年生、1年生、姉妹そろって「1人で」だったのです。長女は「1人で」「読書をしている」次女は「1人で」「ブランコで遊んでいます」

そして、それを見た私の反応は、「そっか」でした。

普通に考えれば、

・もっと友だちと関わったほうがいいのでは。
・自分から、声をかけてみたら。

などという思いがでてくるかもしれません。しかし、1人でも別にいいのではないかな？　というのが私の思いです。なぜなら、私自身も、小学生のとき1人のことが多かったからです。

私の小学生時代。割と優等生（と周りからは見られていて）で、毎年学級委員をしていました。先生からも可愛がられるけれど同級生からはなんだか邪険にされていて。

思い返すと、ある友だちが、仲間外れになったのをかばったことから、今度は自分が仲間外れにされるようになった気がします。

しかし、男子は私の味方をしてくれて、仲間はずれにする女子たちは、ますます気に入らない感じでした。

誰とも遊べないとき、外の鉄棒に寄りかかって、流れる雲を眺めていたり……。図書館に入り浸って、本を何冊も何冊も読んだり……。一緒に帰る人もいなかったので、本を読みながら帰っていたことも多かったです。心許せる友だちというのはいなかったけれど、なんとなく一緒にいる子はいたし、遊べなくても平気でした。誰かに合わせて過ごすよりも、1人のほうが気楽というのがあったのだと思います。

自分自身がそういう経験をしてきているので、子どもたちが「今、仲のいい友だちがいないんだ……」って言ってきても、それほど心配はしていません。

逆に「そうそう、簡単に心許せるお友だちなんて、親友なんて、すぐにできないんだよ」と伝えています。そして、きっといつか親友と呼べる人に出会うことができると信じています。

ですから、今は家が安心基地であればいいのかなと思うのです。私自身も思い返せばそうでした。

どんなことがあっても、母がいてくれた。母に何でも話していました。なんでも聞いてくれたし、話したくない時は、無理に聞きださない、そういう適度な距離を保ってくれる両親、そして弟がいてくれました。友だちと遊べなくても弟と遊べばいい、話せばいい！　というのもとても大きかったです。性別を超えて、子ども時代を共に刺激し合い過ごしてくれた弟には今でも感謝しています。

1人もいいし、友だちといるのもいい。

どっちもマル◯。

そのうえで、自分で選べばいいと思うのです。

そして、子どもたちが、「お母さん（お父さん）、私、困っているんだ、どうしたらいい？」と相談してきたら、相談に乗る。1人はダメじゃないよ。1人もいいんだよ。と、伝えてあげる。これも1つの方法ではないでしょうか？

子どものありのままの姿を受け容れること、どんなあなたもOKだよと常に態度と言葉で示してあげることが、子どもの究極目標「所属したい」という願望を叶えることにつながると思います。

Q 中学3年生男子、中学1年生女子の母Cです。今まで、子どもとの会話がけんか腰のような会話でした。でも、アドラー心理学を学び、お願い口調やIメッセージで伝えていく方がいい！　と思ったので子育てに取り入れようと思うのですが、「その言い方キモイ、やめて」と子どもに言われてしまいます。どうしたらいいでしょう。

新しい子育て法をやってみます！ と宣言しよう

Cさんのお子さんのみならず、このような反応は、小学生でも中学生でもあります。「ありがとう、たすかった」など今まで言ったことがないお母さんが、突然「ありがとう。お母さんうれしいよ」などと言い始めるのですから、子どもがびっくりするのも、当たり前かもしれません。

そこで、私が講座の受講生さんにお勧めしているやり方は、「新しいやり方をやってみます！」と宣言することです。

ほとんどの方が、子どもに対して怒ってしまう自分、イライラしてしまう自分をどうにかしたい！ その思いでアドラー心理学を学び始められます。

ですから、そこを伝えてみるのです。

「お母さんね、今まで、怒ってばかりで……。こんな自分を変えたいと思ったの。でも、方法を知らなくて……。だから、勉強に行くことにしたの。そして、そこで、今までの声かけはよくない方法だと知ったので、新しいやり方でやっていきます」と宣言してみましょう。

小学生くらいでしたら、「ふうん、そっか」とそのまま受け止めてくれるでしょう。しかし、Cさんのお宅のように中学生、高校生ともなると、「キモイ、やめて」と言われるかもしれません。しかし、ここは意志を貫くことが大事です。

アドラー心理学では、自己決定性というのを大切にしています。

「できないは、ない」

自分がどのような行動を選ぶか、自分で決めることができるのです。

Cさんが、アドラー流の子育てで行くと決めたならば、誠意を込めてお子さんに伝えましょう。

「お母さんね、やってみたいの。やらせてください」と。

実は、これは私のアドラー心理学の講座を受けられていた方のエピソードです。「やめて、キモイ」と言っていたお嬢さんですが、3か月後には、しっかり受け入れてくれて、自分の気持ちを大切に主張的に伝えられるお子さんになっていきました。もちろんCさんも。

代表的な家族の雰囲気、望ましい家族の雰囲気とは

これまで、子どものさまざまな行動に対する親の関わりを見てきましたが、それぞれの家族には、それぞれの雰囲気があります。ここでいう雰囲気とは、役割の定義や、問題の解決方法、ルールに対する考え方や援助の仕方などです。両親の雰囲気は、そのまま家族の雰囲気の基礎となります。子どもは大人をモデルとして見て、成長していくのです（ただ、そのモデルをどう受け取り、自分がどう生きるかを決めるのは、子どもです）。

家族の数だけ、家族の雰囲気があります。

家族の雰囲気は、子どもの性格（ライフスタイル）の形成にも影響しますし、男女の役割についても、両親のやり方を参考に学んできます。ライフスタイルの形成に関しては、改めて第6章で詳しく述べることにします。

では、代表的な家族の雰囲気をご紹介しましょう。

【代表的な家族の雰囲気】

雰囲気	
●開放的に話し合う ●楽観的 ●互いに尊敬しあっている ●相手を受け入れている	●閉鎖的で話し合わない ●悲観的 ●責任をなすりつけあう ●相手を拒否する
課題を解決するときの姿勢	
●取り組む姿勢を重視 ●「どれだけできたか」に注目	●結果を重視 ●「できたか」「できていないか」に目を向ける
意思を決定するとき	
●家族の誰もが平等に決める権利を持っている ●民主的に決める ●理性的に話し合う	●支配と服従の関係で決める ●独裁者のように特定の誰かが決める ●感情的で傷つけあう
チームワークのあり方	
●友好的に助け合う ●協力的	●お互いに足を引っ張り合う ●競合的
ルールに対する考え方	
●創造的で理実的 ●それぞれの権利と責任を重視	●保守的で因襲的 ●前例や世間体を重視
援助の仕方	
●勇気づけの姿勢で行う	●過保護・過干渉に行う

出所：『マンガでよくわかるアドラー流子育て』かんき出版より引用・改変

すべてはご提案、そして勇気づけは数稽古、ゴールは行動の変容

第4章は乳幼児期、第5章は児童期、ということで、ケースごとに対応の仕方を上げていきましたが、すべてはご提案にすぎません。これはいいなと思う方法もあれば、ちょっと違うなという方法もあるでしょう。

初めて知ったということもあったかもしれません。しかし、物事、知らないより知っているほうがいい。子育ての数々の悩みに対処していくには、引出しは多いほうがよいのです。

それぞれの対応方法を頭の片隅にでも置いていただけたら嬉しいです。

そして、勇気づけは数稽古。何度も何度も繰り返し実践していくことで、身についていきます。アドラー心理学は実践の心理学と言われています。

まずは、1つでもいいなと思われたことを実践してみませんか。

ゴールは行動の変容です。頭で考える、心で思うだけでなく、行動を変えること。

そこから、あなたも子育ても、そして、いつかお子さんも変わっていくでしょう。

第6章

大人が自分の人生を主人公で生きることが、子どもの自立につながる

これまで、アドラー心理学が子育てに活かせる方法や技術を学んできました。アドラー心理学の大きな柱の1つ、勇気づけについて、改めて、3つのステップとして見直してみたいと思います。

勇気づけの3つのステップ

ステップ1　自分自身を勇気づける
ステップ2　勇気くじきをやめる
ステップ3　他者への勇気づけを始める

ステップ1　自分自身を勇気づける

第2章で、子どもの心を満たす前に親のあなたの心を満たすという話をしました。空っぽの勇気づけ水筒（ボトル）では、だれかに勇気の水を分けてあげることはできません。まずは、あなたの心のボトルを満たすことから始める。あなたの心のボトルが満たされてはじめて、子どもを勇気づけることができるのです。

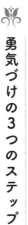

【勇気づけの3つのステップ】

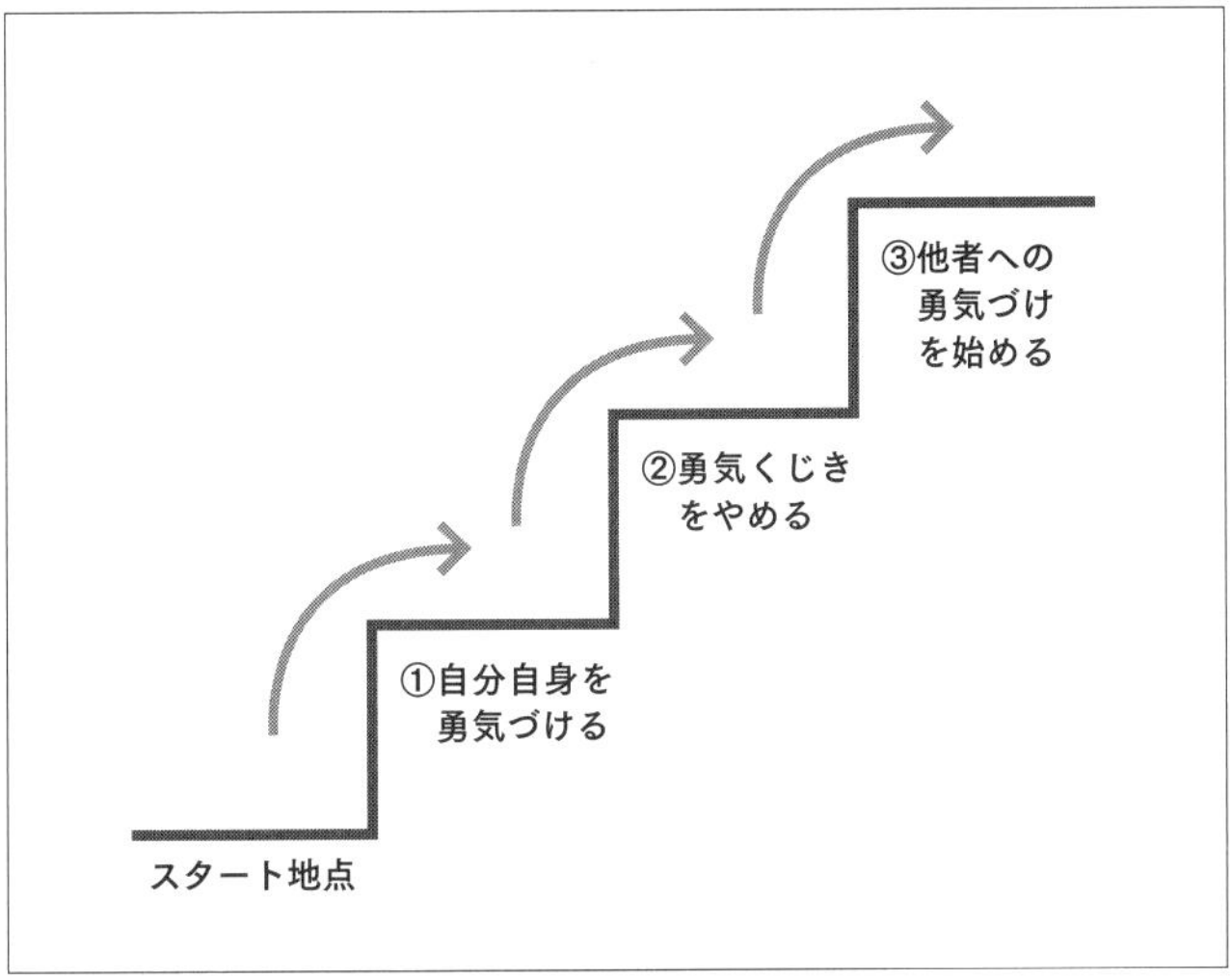

そのためには、まず、ありのまま、そのままのあなたに声をかけていく。第2章で書いた天使のささやき、日々のつぶやきはどうですか？　言ってなかったな……という方。気づいた今からで大丈夫です。すべては今ここから。今、つぶやいてみましょう。

「ひとりでがんばらなくてもいい」「どんな私もOK」「どんどんよくなる」など……。

なかなか自分に勇気づけの言葉を自分にかけられない……という方も、ご安心ください。

勇気づけを初めて知った方は、

できていなくてもまず知ったことにヨイ出しをしてみてください。あなたはスタート地点に立っているのです。

「私、とりあえず勇気づけを知った、アドラー心理学を知った！」と。

そして勇気づけを学んでいるのに、ステップ1ができていない……と自分を責めている方。知ったからこそ、学んだからこそ、できていない自分に気づけているのです。

「私、できていないことに気づけている。知らなかったら、できていないことにも気づけてないよね」と声をかけてみてください。

そうやって自分の心を丁寧に扱い、心のボトルに1滴1滴しずくを落としていきましょう。

ステップ2　勇気くじきをやめる

勇気くじきとは、簡単に言うとダメ出しのことです。第2章では、悪魔のささやきということでご紹介しました。知らず知らずのうちに私たちは悪魔のささやきをセルフトークとしてつぶやいています。自分に勇気づけができるようになったら、次の段階として勇気くじきをやめるようにしましょう。

しかし、今までの習慣で気づかないうちにダメ出しの言葉を発してしまうこともあるでしょう。けれど、そんな自分にもＯＫをだす。悪魔のささやきを言ってしまったということに、あなたは気づいたのです。

この気づくことが、何より大事です。

「またやっちゃったよ」「また怒っちゃった」「誰も私のこと分かってくれない」など……。

言っていることに気づいたら自分と対話します。

「またやっちゃったね」「怒っちゃったね」「誰も分かってくれないって思っているのだね」

そして、自分のダメ出しの心を感じきったら、そのうえで前を向き、ヨイ出しの言葉で上書きしていけばいいのです。無理に前向きにポジティブになる必要はありません。まずは、気づくことからでいいのです。

ステップ3　他者への勇気づけを始める

自分自身に勇気づけができるようになり、勇気くじきがやめられるようになってきたら他者への勇気づけを始めましょう。

やっとあなたの心のボトルに勇気のしずくがたまったので他者に分けてあげられる状態になりました。

子どもにも勇気づけの言葉をかけていきましょう。

何も特別な言葉でなくてもいいのです。勇気づけはありのままの姿に声をかけていくことです。

「保育園に行ったね」「ごはん食べてるね」「起きてきたね」「歯、磨いてるね」「勉強してるね」

そして、このような言葉もお勧めです。

「ありがとう」「うれしい」「たすかる」

もちろん、この言葉を言えばいいというものではありませんが、まずは、1つのきっかけとして、この3つの言葉を、1日1つでもいいので言ってみると決めてみるのはいかがでしょう？

何かをしてもらったら、「すみません、ごめんね」ではなく、「ありがとう」と言ってみる。

子どもに関心を持つ。子どもの目で見、子どもの耳で聴き、子どもの心で感じる。そして、それを言葉と態度で示していく。それが、他者への、子どもへの勇気づけとなっていきます。

子どもに対して罪悪感は不要。「ごめんね」ではなく「ありがとう」

「ありがとう」という言葉がお勧めだと言いました。しかし、子どもに対して罪悪感を覚えながら仕事をしているため、ついつい、「ありがとう」ではなく、「ごめんね」ばかりを言っている看護師の方は、多いのではないでしょうか。

実際に本書を執筆する前に行ったアンケートでも、何人もの方が、子どもに我慢させているのではないか？　子どもが熱を出して看病したいのは子どものほうなのに病院に行かなくてはいけない……申し訳ないと思いながら仕事をしている、などというコメントをくださいました。

私の講座に来ていらっしゃる方にも、そういう方、多いです。
しかし、そんなお母さんたちにいつも私が伝えていること。
「罪悪感は必要ない」ということです。

子どもは、親の背中を見て育っています。
親が、仕事のことを大好きでやりがいを感じながら生き生き働いていたら……。
大好きではなくても社会人として責任を持って仕事をしていたら……。
子どもはそういう姿を見て、
「素敵だな！」「かっこいいな」「働くっていいな」「大人になるっていいな」
と感じると思うのです。
だから……自分を責めないでほしい。罪悪感は必要ありません。
働くことに自信を持ちましょう。あなたらしく生きることに自信を持ちましょう。
大切なことは、あなたがあなたの人生を主人公で生きること。
だから、「ごめんね」ではなく、「ありがとう」と伝えてほしい。

ついつい家でも、「ごめんね」が口癖になっている方、多いかもしれません。

出産後、看護師として復職された後、子育てのため再び仕事を辞め、下のお子さんが小学校入学を機に再度復職された現在中学1年生の女の子と小学5年生の男の子の母、Kさんのエピソードをご紹介します。

産後、子ども2人を保育園に預け復職しました。親は近くにおらず、少し子どもの調子が悪くても保育園に預けざるを得ず、「専業主婦だったら子どもに無理をさせなくてもすんだのに……」と思っていました。

保育園から帰宅する車の中では、疲れて眠ってしまう子どもたちを見ると働くことが良いことなのか？　葛藤の毎日でした。

そのため、上の子が年長の年に仕事を辞め、公立の幼稚園への入園を決めました。ゆったりペースで、子どもたちを急かせずにすんだ気がします。

下の子が小学校入学の年に仕事に再復帰しました。今では仕事で帰りが遅くなると子どもたちが家事を済ませてくれていることがあり、仕事をしていなかったら、こんなこともなかったと思います。
疲れが癒される瞬間です。
子どもたちに負担をかけていると思いつつも、助け合う気持ちが芽生えていることに嬉しく思います。

Ｋさんと同じような方も多いのではないでしょうか？　子どもたちに負担をかけていると思い、「ごめんね、やってもらって」と言いそうになったら、ぜひ「ありがとう、家事を済ませてくれて助かったよ、お母さん嬉しいな」と言ってみましょう。

中学1年生と小学5年生という思春期入り口のお子さんたちなので、あからさまに「どういたしまして！」という反応はないとしても、「別に……お母さん、忙しそうだしさ」と照れくさそうな、それでいて嬉しそうな言葉を返してくれるかもしれません。

人は誰でも、誰かの役に立ちたいと思っています。子どももそうです。子どもは常にお母さんやお父さんの役に立ちたいと願っています。その願いと行動を受け取り、嬉しい気持ちをしっかりと言葉と態度で表現しましょう。「ありがとう」と言い慣れていない方は、手紙を書いたり、フセンに書いて貼ったりするものいいですね。

忙しいあなたへオススメ！　ミニホワイトボード式勇気づけ交換日記

我が家は、一時期、仕事の都合で夫の帰りがとても遅いことがありました。勤務時間もバラバラなので、子どもたちと顔を合わせて会話をする時間がほとんどありません。

そんなときに、当時2年生の長女が「パパにお手紙書いてみる」と言って始めたのが勇気づけ交換日記です。

「便箋とか1枚の紙ではなくノートに書いたら今までのやり取りもずっとわかるね」ということで、私、娘3人と夫との交換日記。

長女は、わざわざ夫の返事のページに、イラストや吹き出しを書いて、返事がしやすいように準備していました。

看護師のあなたも、朝早く出て夜も帰ってきたらすぐに食事、お風呂、洗濯と、ゆっくり子どもと会話をする時間も作れないという現状ではないでしょうか。

そのような場合、子どもが寝てしまった後に交換日記を書くというのはいかがでしょう。

手紙は相手のことを考えながら書くもの、まさに、相手に関心を持つということ。このこと自体が勇気づけです。

わざわざノートに毎回書かなくても、100円均一などに売っている小さなホワイトボードを冷蔵庫に貼って、メッセージのやり取りをするというのもいいですね。

「お父さんおかえりなさい。おしごと、おつかれさま」

「学校、おつかれさま。1週間がんばったね」

こんな簡単なメッセージのやり取りでももちろんOK。

忙しい日々の間にも、ほっこりした時間の共有ができるミニホワイトボード式簡単交換日記はお勧めのコミュニケーションツールの1つです。

親の育て方が、子どもの性格（ライフスタイル）を決めるわけではない

先ほど、子どもに対して罪悪感は不要ですということをお話ししましたが、子どもの性格について、あなたはどのように受け止めていらっしゃいますか？

あなたの育て方が、子どもの性格に大きく影響していると思われていませんか？　また、そのことで、自分を責めている方もいらっしゃるかもしれません。

実際、私のアドラー心理学の受講生さんも「私の育て方が悪いから、うちの子はこんなに手がかかるのでしょうか」とか「私が荒い性格だから、子どもも荒いのでしょうか」とか「私の神経質な部分、子どもとまったく一緒です」など、親の性格や育て方と、子どもの性格を結び付けて考える方が多数いらっしゃいます。

しかし、アドラー心理学では、そう考えません。子どもの性格は、子どもが選んで形成していると考えます。

子どもは、自分で自分の性格を選んでいるのです。

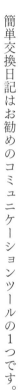

アドラー心理学では、「性格」のことを「ライフスタイル」と呼び、特有の思考、感情、行動は教育を受けたり本人が自覚的な努力をしたりすることで、変えることができると考えています。「性格」と言ってしまうと、幼い頃に形成され、それがずっと続いていてなかなか変わりにくい特性だという印象があるからです。

では、ライフスタイルは、どのように形成されているのでしょう。

私たちは、生まれてすぐにライフスタイルの形成を始めます。まず家庭という環境で父親と母親に囲まれて初めて社会を知ります。

家庭の中で、世界がどのようなところかを学び自分の役割を見つけ選んでいきます。

例えば、あることに対して、お父さんはこのような対応をしている。お母さんはお父さんに対して、あんなふうにやっている。ああ、あんなふうにやったらいいのだな……と学ぶ。第5章で述べました両親の雰囲気、家族の雰囲気です。きょうだいがいる子どもは、兄や姉が、両親や周りの人に対して、どのような対応をしているのか？　あんなふうにしたら、お父さんに怒られるのか、あのようにしたら、先生にほめられるのだ。というように、身近な大人やきょうだいが問題に

対処している姿を見ながら、それをお手本にして試行錯誤しながら行動していま
す。

そして、親や先生、きょうだいといったお手本を見ながら、よし、これで大丈夫だと判断したとき、自分なりのやり方を工夫し納得しその後は同じパターンを続けるようになります。

ライフスタイルは、親子関係、きょうだい関係、生きている時代、社会、文化から影響は受けますが、決定する要因にはなりません。親の育て方が、子どもの性格を決定づけるわけではありません。

あなたがすべての責任を負う必要はないのです。

ライフスタイルは、10歳くらいまでに確立されます。小学4年生くらいには子どもは子ども自身で、どんな性格（ライフスタイル）になるかを決めているということなのですね。

何番目に生まれたか？　という誕生順位が性格に影響を与える!?

親の影響よりも、もっと影響を与えると言われているのが、きょうだいの誕生順位です。何人きょうだいの中で、何番目生まれたかということが、ライフスタイルの形成に影響を与えるのです。

きょうだいを第1子、第2子、中間子、末子、単独子（ひとりっこ）に区別し、分かりやすくイラストを交えながら、それぞれの特徴と傾向をご紹介していきましょう。

ただし、ご注意いただきたいことがあります。

アドラー心理学では、きょうだいの誕生順位によってある程度のライフスタイルは決まると考えます。しかし、この誕生順位だから、必ずこのライフスタイルになるというようなものではなく、そうなる可能性が高い、という程度のことにすぎないのです。

それを念頭に置いてご覧ください。

【誕生順位別・ライフスタイル】

第1子
（下にきょうだいがいる1人目の子ども）

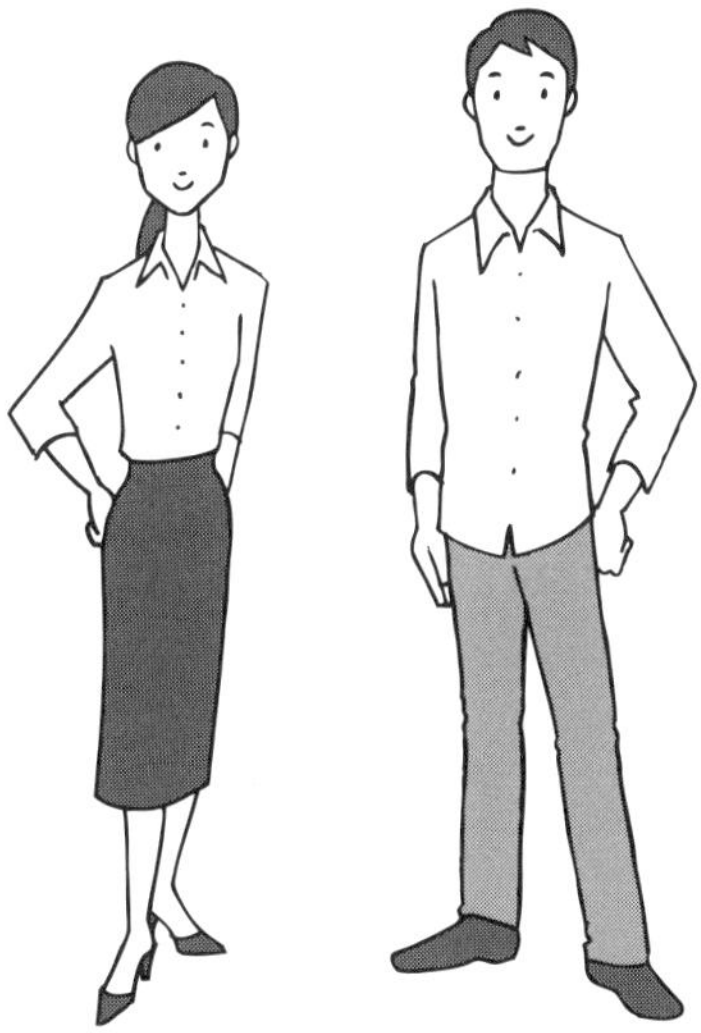

[1番に生まれ、1番で居続けたい・失われた王座]

最初は単独子で（ひとりっこ）で注目の的だが、下の子が生まれると王座を失われた状態になる。王座を失ったと感じると、努力して親の注目を得ようとする。しかし、上手くいかないと「問題児」となることもある。

理想主義で完全主義になりやすく、頑張り屋が多い。しっかりしていて、責任感が強く、リーダーシップがある。頼りになり、順応性がある人が多い。権威のある人ともうまくやっていく。

第2子
（上に第1子がいる子ども・中間子の1種）

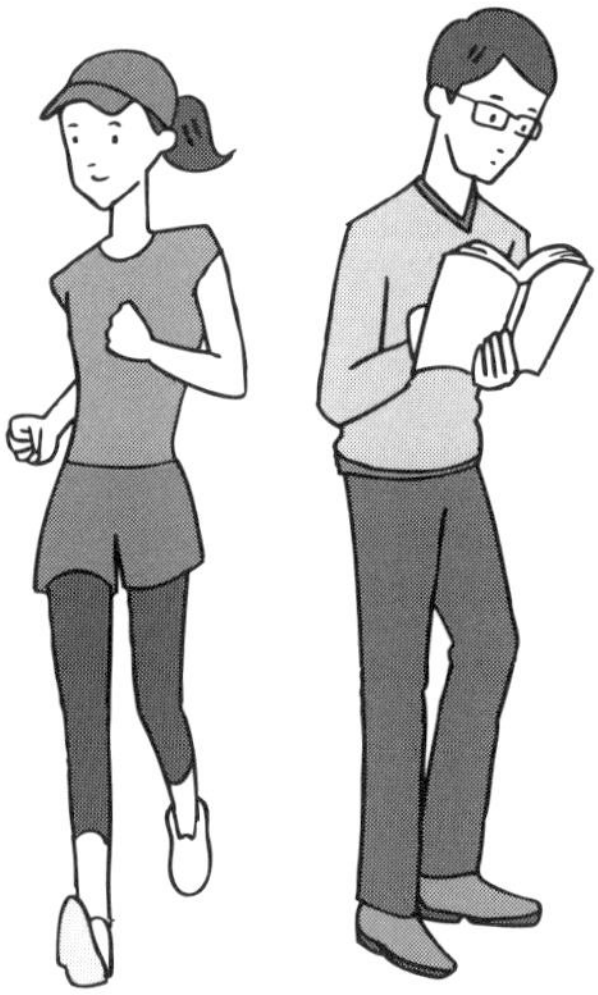

[追いつくために必死で走る]

第1子と正反対になりやすい。第1子が「良い子」なら、第2子は「悪い子」になることがある。その逆もある。

競争的で、つねに自分の前に誰かがいると感じ、追いつき追い越そうと行動する。

年上のきょうだいとの競争が少ない分野で努力することが多い。

中間子
（3人以上のきょうだいで、上にも下にもきょうだいがいる）

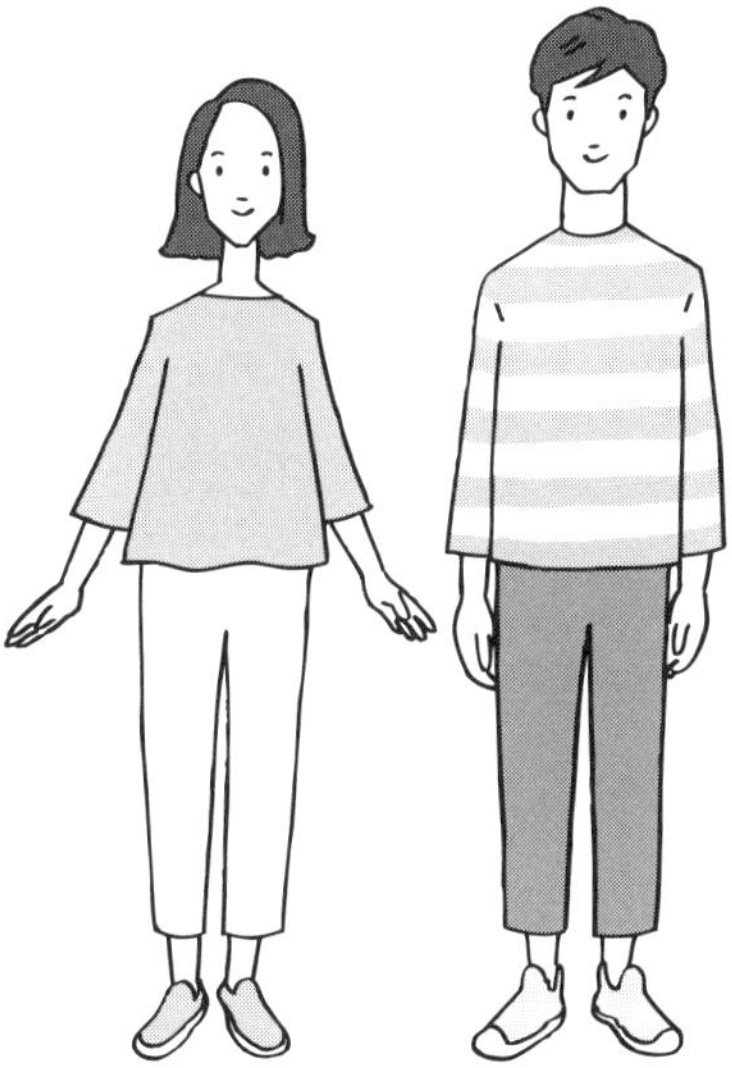

[一生、人をかき分けていく傾向]

1度も親の関心を独占したことがない。他のきょうだいをかき分けて、生きていかなくてはならない。目標は年上のきょうだいで、現実主義者になりやすい。

自分の居場所がよく分からず、愛されていないと感じることがあるかもしれない。

仲介が得意で、柔軟性があり、平和主義者。

一般的には社交的だが、敏感な部分もある。

末子
（きょうだいの一番下）

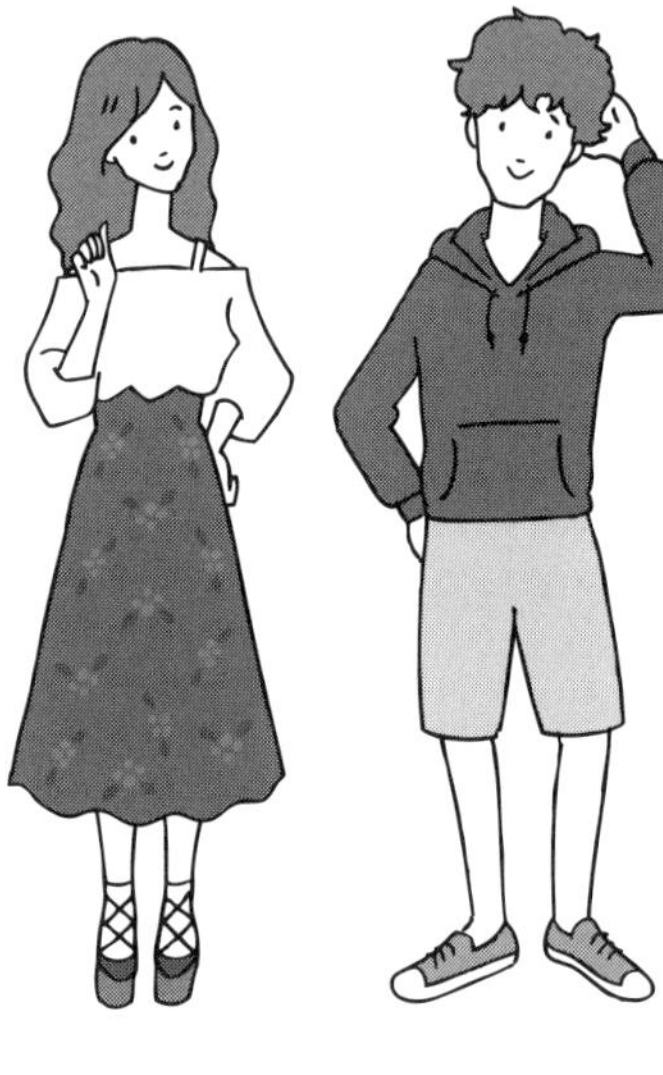

[永遠のベビー]

生まれた時からずっと赤ちゃん的存在で、1度も王座から滑り落ちたことがない。両親やきょうだいに甘やかされることが多い。

努力して自分の地位を確保し改善しようという思いがあまりなく、マイペースになりがち。大人になっても依存的で「永遠のベビー」のままであることも。順位的には最後なので、弱さや力のなさを感じ、劣等感をもつこともある。しかし、うまく勇気づけされるととても成功することもある。

単独子
（ひとりっこ）

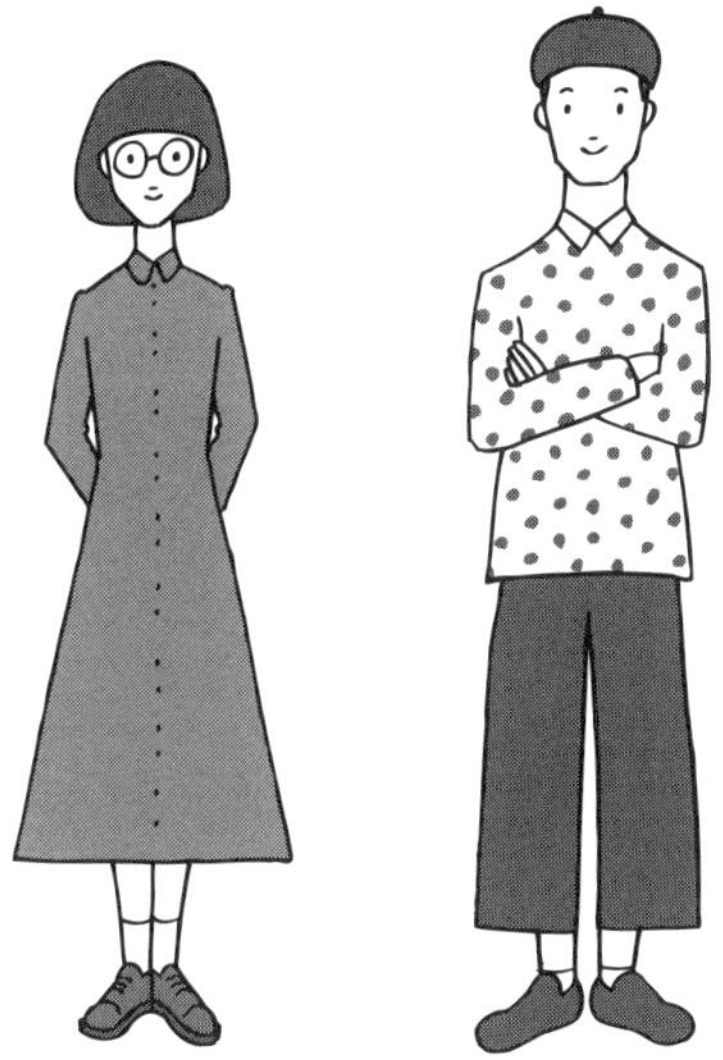

[巨人の世界の中の小人・自分は特別]

親の影響を受けやすい。きょうだいがいないため、孤独感が強い。競争相手がなく、甘やかされて育つことが多い。分かち合う経験も少ないため、同年代との付き合いは上手でないことが多く、わがままになりやすい。

創造的で、独創的。

周りに常に大人がいるため、年長者との対人関係は得意。

マイペースで、独自のライフスタイルを形成する。

出所：『アドラー心理学教科書』（ヒューマン・ギルド出版部）『アドラー心理学を深く知る29のキーワード』（祥伝社）『マンガでやさしくわかるアドラー式子育て』（日本能率協会マネジメントセンター）を参考に作成

ご覧になり、いかがでしたか。ただ、前述しましたとおり、これがすべてではなく、こうなる可能性が高いという程度のものです。

また、実際の誕生順位のみならず、子ども自身がどの順序に当てはまるかと考える心理的地位の方がより大切になってきます。

「追いつくために必死で走る第2子」ですが、実際には2番目に生まれていなくても、その性格特性を備えている人も多いですし、末子だけれども長子の特性が強い人もいます。

決めつけて見るのではなく、別の可能性もあるという視点を持つことも忘れないようにすることが大事でしょう。

そうはいっても、知らないよりも知っていたほうがいい。

例えば、中間子は「愛されていない」と感じがちということを知っていれば、なるべくそう感じさせないように、中間子とだけ過ごす時間、ひとりっ子時間を1分でも、2分でも持つようにするとか、末子は、依存的で甘えん坊の傾向なので、甘えさせすぎないように注意して接するとか、関わり方の参考になると思います。

また、あなた自身のライフスタイルも同様です。これを知って、「あ〜、そうそう」と思う方もいれば、「違うな……」という方もいると思います。

ある人が、「何歳ぐらいになったら、性格を変えるのには手遅れなのか」と、アドラーに尋ねたことがあります。アドラーは、「死ぬ1・2日前かな」と答えたそうです。

もしも、あなたが、今のライフスタイルを不便だなと感じていることがあれば、それは今すぐにでも変えることができます。

あなたが決心さえすれば……。ライフスタイルも含めて、すべて自分で選び、決めることができるのです。

不朽の名作『素晴らしき哉、人生！』に思う。逆境をどうとらえるか？

あなたは『素晴らしき哉、人生！』というアメリカ映画をご存知でしょうか？監督はフランク・キャプラ。主演はジェームス・スチュアート。

1945年のクリスマスイブを舞台としており、アメリカでは不朽の名作として毎年末にTV放映されるほど有名で最も親しまれている作品の1つです。

ご存知ない方も多いと思いますので、あらすじを少しご紹介しましょう。

主人公のジョージ・ベイリーは、貧しい人たちが自分の家を持つことができるよう一生懸命働いています。人には住宅を与えることができても、ジョージ一家は貧しいまま。そんなクリスマスイブの日に、ジョージに想像できないような災難が降りかかり、夢も希望もなくしてしまいます。そして、彼は川に飛び込み、自らの命を絶とうとします。しかし、そのとき、翼を持たない2級天使と出会います。「生まれてこなければよかった」というジョージのために、もしも、彼がこの世に生まれてこなかった場合の世の中がどのようなことになっていたかを天使が見せるのです。ジョージは子どもの頃、極寒の池に落ちた弟を救うために池に飛び込み、その代わりに片耳の聴力を失っていました。またあるときはバイト先の薬局の店主の間違った処方をそっと秘密にして店主を助けていました。他にもいろいろな人と関わり、さまざまな出来事が起こります。しかし、ジョージがもし生まれていなかったら、池に落ちた弟、薬局の店主、それ以外の関わってきた人たち、出来事はどうなっていたでしょうか。ジョージが自分が歩んできた素晴らしい人生そして、自分の周りにいる家族や友人の温かい愛情に気づく感動のドラマです。

私自身、アドラー心理学を知る前から大好きだった映画なのですが、アドラー心理学を学んでからは、すべての過去に意味があってそれは必然なのだと感じさせられる内容でした。

どんな出来事も、みんなそのときできる限りの力を尽くし最善を選んでいます。これは、ネガティブな出来事だと思うことについてもそうです。

人生に、いいも悪いもないのです。ネガティブな出来事も実際はない。ネガティブだとそのときの自分が意味づけしているだけなのです。

私たちは、この瞬間、瞬間を、最善を選び全力で生きています。過去の出来事、その点をつなげた延長が今であり、これからくる未来なのです。

私たちはどんな人生も選べる。そして、どんなライフスタイルも選べます。

すべての経験は今のあなたへの架け橋なのですね。

人生に無駄なことなど1つもない。過去の自分がいまのあなたを作っている

私は、看護学校を卒業しすぐに働き始めました。ですから、大卒ではありませんでした。母校の看護学校が、看護学科に変わり、大卒でないことがなんとなく劣等感として残っていました。看護師8年目くらいの時でしょうか？　ある方に「大卒じゃないんだ」と言われたことをきっかけに、看護師として働きながら通信制の大学に行って大卒を取ろう！　と決意し卒業しました。

言われたときは、悔しさや悲しみよりも、奮起する思いのほうが大きかった気がします。もちろん、このように言われて、落ち込み、力をなくす人もいるでしょう。

私の場合は、この言葉があったからこそ、大学に行こうと思いましたし、ベビーサイン講師時代にスキルアップとして保育士の資格を取ろうと思ったときも、大卒だったので受けることができました。保育士の資格を持っているのも影響しているのでしょうか？　保育園や幼稚園での研修などもよく声をかけていただいています。ですから、あのときの言葉を言ってくれた方には、感謝しかありません。

結婚して看護師の仕事からは10年以上離れていたのに、『看護師のためのアドラー心理学』を共著で書くという機会をいただき、今回の本書もそうですね、これも看護師という仕事をしていたからこそ、つながったことです。

すべては、過去の自分、過去の出来事のおかげなのです。

第2章でも述べました。今はつらい、苦しい……と思うような出来事も、未来から見たら必要で必然で起こっていること。

あなたが置かれた状況、子どもが置かれた環境、持って生まれた身体、性格、それらをどうとらえ、どう意味づけしていくかは、あなた次第、子ども次第なのです。

幸せの3つの条件――自己受容、他者信頼、貢献感

先に紹介しました映画『素晴らしき哉、人生！』はDVDのジャケットに、「観る人すべてを幸せにする」という言葉があります。

「幸せ」とはなんでしょう。

アドラー心理学では、ヒューマン・ギルドの開発した「愛と勇気づけの親子関係セミナー」（SMILE）で、幸せの3つの条件を提唱しています。

1. 自己受容
2. 他者信頼
3. 貢献感

1. 自己受容

今の自分を、いいも悪いもなく認め、受け容れることです。

自分の長所も短所も知っているという意味で、自分を受け容れる。どんな自分にもOKを出していく。ネガティブな自分も、ポジティブな自分も、怒ってしまう自分も、泣いてしまう自分も。

どんな自分にもOKを出せるようになれば、幸せに1歩近づくことができるでしょう。

2. 他者信頼

これは、人々は仲間だと思い、信頼できることです。

どんなに自分のことを受け容れられたとしても、「周りの人たちは、敵ばかり」と思っていたのでは、幸せとは言えません。家族やパートナー、子どもを心から信頼しましょう。そして、あなたから先に、あなたからより多く信頼します。

信頼と信用は違います。第1章で述べました。

信頼とは、まず、こちらから、そしてより多く無条件に信じることです。

3. 貢献感

これは、自分は役に立つ人間だと感じることです。「自分は、何の役にも立たない人間だ」と信じている限り、人は幸せにはなれません。

でも、「役に立つ」というのは、何も特別なことではないのです。

私の父は、63歳のとき、肺がんで他界しました。腫瘍の場所が悪く、見つかったときには手術も放射線治療もできない状態でした。化学療法を行いましたが、最後の2か月は生まれたときからずっと住んでいた九州を離れ、弟家族が建てた関西の新築の家で過ごしました。同居はまだずっと先の予定でしたが、すぐに受け入れてくれた弟と義理の妹、姪たちには感謝しかありません。

痛みと息苦しさはありましたが、その2か月を地域医療の方々のおかげで薬と酸素でうまくコントロールし、母と弟家族、近くの親戚と過ごしました。

亡くなる前日、排泄のコントロールができなくなり、さあこれから覚悟を決めて介護、看護をしていこうと母と弟家族と話し合った翌日、偶然にも父のきょうだい全員が全国各地からお見舞いに来てくれたその日に（私もいました）眠るように息を引き取りました。

父は、最後の2か月間、何かができたわけではありません。しかし、ただ生きてくれている。それだけで、私たち家族に希望と幸せを与え貢献してくれていました。

あなたも、あなたのお子さんも、そうです。何かができた、できていないではない。人は、この世に存在しているだけで、誰かの役に立っていると言えるのです。

なりたい自分、なりたい親子関係をありありとイメージする

私たち看護師は、職業柄完璧を求めがちではないでしょうか？　しかし、「完璧な看護師」ではなく「幸せな看護師」になりましょう。そして、親としても同じです。「完璧な親」ではなく、「幸せな親」になり、「幸せな親子関係」を築いていきましょう。

今まで学んできたことを実践するのはもちろんですが、イメージの力も利用しましょう。

あなたはどんな自分になりたいですか？　どんな親子関係でいたいですか？

次の枠に書いてみましょう。

どんな自分になりたい？

理想の親子関係は？

願望実現のために大事なことは「言葉」「イメージ」「行動」です。

あなたは、なりたい自分をありありとイメージすることができましたか？　理想のあの人、あこがれるあの人を思い浮かべ、その人の性格を言葉で表現してもいいし、その人の写真を貼ったり、イラストを描いたりするのもいいでしょう。

この方のような家族関係を築けたらいいなと思うような方、周りにいますか？　尊敬するご夫婦のお子さんへの関わり方を参考にイメージしてもいいでしょう。あなたのご両親がとても素敵な関わりであなたを育ててくれたとしたら、もちろんご両親もいいでしょう。

明確なビジョン、イメージを持つことは大切です。

人生を前向きにする言葉・アファメーションのすすめ

あなたはアファメーションという言葉をご存知ですか？　アファメーションとは人生を前向きに変えていく言葉のこと。短い前向きな言葉を繰り返し唱えることで、自分自身を勇気づけることができます。

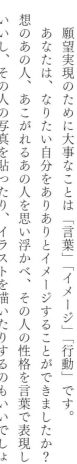

アファメーションの第一人者で、世界で3500万部の超大ベストセラー『ライフヒーリング』の著者ルイーズ・L・ヘイ。

彼女がクライアントに渡していた『パワーカード』というアファメーションカードがあります。私も朝そのカードをめくったり、悩んでいるときにメッセージを受け取る意味で引いたりと愛用しているのですが、この中からおすすめのアファメーションをご紹介しましょう。


「わたしの世界ではすべてがうまくいく　All is well in my world」

「私の人生はとてもうまくいっている　My Life works beautifully」

「わたしは自分を愛し自分を認めます　I love and approve of myself」


あなた自身があなた専用に前向きな言葉を作ってもいいでしょう。

敬愛する岩井俊憲先生も『アドラー流「自信」が生まれる本』の中で、30年以上毎朝毎晩続けているアファメーションがあると述べられています。

私が、常につぶやいているアファメーションは簡単です。

「世界は優しい」「人々は仲間だ」「私は大丈夫」「私は愛されている」

あなたはどんなアファメーションをつぶやきますか？

あなたが見ている世界とは

さて、あなたはこの世界をどのように見ているのでしょう。ワークをやってみましょう。次の言葉には、どのような言葉、文章が続きますか？　どんな言葉でもかまいません。自由に考え書いてみましょう。

子どもとは

子育てとは

父親とは

母親とは

男とは

女とは

看護師とは（他職種の方はあなたの職業を当てはめてください）

仕事とは

世界（と）は

人生とは

おや？　と思われた方がいらっしゃるかもしれません。こちらのワーク、実は、第2章で同じ内容をやっていただきました。では、そのページを再度ご覧ください。

同じ言葉でしょうか？　それとも、少し違う言葉になっていますか？

ここに書いた言葉は、あなたの人生そのものです。ここに書いたことが、現実化していきます。

これはアドラー心理学でいう世界像です。「自分をとりまく世界は私に対してどのようであるか？」に対する答えであり、あなたがこの世界をどう見ているか？です。

あなたは、あなたの人生の主人公であり、脚本家でもあります。あなたの舞台は、あなた自身が作りだせるのです。

もし、ネガティブだなという言葉があったとしたら、その言葉があなたの世界を創っていくのです。ぜひ、こうなったらいいなというポジティブな言葉に書き換えましょう。

子どもを心配しすぎない。子どもの人生を尊重する

あなたがあなたの人生の主人公であるように、子どもは子どもの人生の主人公です。

子どもは、日々、いろいろな問題にぶち当たります。勉強のこと。学校のこと。きょうだいゲンカ。友だち関係。

そんなとき、あなたは、子どものことを心配し過ぎていませんか？

心配でたまらないというあなた。

でも、実は、それは、子どものことを信頼していないということなのです。

子どもには、乗り越える力がないと思っている。だから、親の自分がどうにかしてあげなくてはいけないと思っている。

しかし、これは子どものことを思いきり上下の関係で見ているのです。指示、命令だけが、上下の関係ではありません。同情、保護、依存の関係も、上下の関係です。

特に、子どもが大きくなってきて小学校高学年、中学生、高校生、もっとそれ

以上……になってきたら、もう、乗り越える力は十分持っています。

親ができることは信じて待って任せること。

心配し過ぎると、ますます心配な出来事、事象が増えていきます。なぜなら、注目したことは増えていくから。

頼まれてもいないのに、手出し、口出ししないこと。かわいそう、どうにかしてあげたいと思うのは、親の傲慢な心です。

親が上、子どもが下、子どもは無力だと見なしているのです。

そして、このようなマインドでいると、「何かがあれば、親を頼りにすればいい。親の言うとおりにする。それが一番楽」と、自分で考えず、いつも親を頼ってしまう、依存の関係を作ってしまいます。自立にはほど遠いですね。

「親」という字を今一度、見直してみましょう。

木の上に立って見ていると書きます。

同じ目線で、共感するのはよいでしょう。しかし、同情するのは、NGです。おせっかいや、甘やかしは、子どものためにもなりません。

小さかった赤ちゃんが、いつの間にか大きくなって、いつまでも、かまっていたい気持ちもあるけれど、子ども自身に任せてもいい時期はすぐにやって来ます。

もちろん、子どもが、「共同の課題」として提案し、それを引き受けたときは、共に全力で課題に取り組みましょう。

そうでなければ、子どもの課題に線を引き、見守ることが大切なのです。

ただ、「あー今の私は心配し過ぎている……」と落ち込まなくても大丈夫です。心配しているあなたは、子どものことをいっぱい愛してくれている素敵なお母さん、お父さん。ダメなところなんて、ありません。どんな時も、どんな自分もジャッジはしない。気づけた自分に勇気づけを！　ミクロ単位で自分に勇気づけしていきましょう。

あなたが好きなもの、ワクワクするものは何？　心のボトルを満たす方法をいくつか持っていますか？

そして、子どものことを心配しすぎるのは、あなたが、あなたの人生を生きていないから。子どものことばかりに注目してしまっているから。

まずは、あなたが、あなたの人生を楽しみましょう。

ついつい子どものことを優先して、自分のことは後回しになってしまうということ、多いかもしれません。

しかし、思い出してください。自分自身が満たされていないと、他者を、子どもを勇気づけることはできないのです。

自分ファーストです。

親が自分を大切にして自分の人生をワクワク生きることが、大事なのです。

あなたが好きなことは何ですか？　どんなことにワクワクしますか？

書いてみましょう。

好きなこと

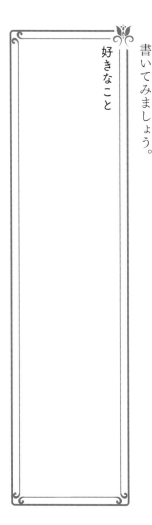

ワクワクすること

本を読む。お気に入りのカップで紅茶を飲む。映画を見る。散歩する。ゴルフの打ちっぱなしに行く。晩酌をする。

何でもいいでしょう。

もし、子どもがいるから……仕事が忙しいから……という理由でやっていないならば、それは、子どもや仕事を言い訳にしている可能性もあります。

あなたは、あなたのやりたいことを、心のままにやっていい。子どもや仕事を言い訳にはしない。

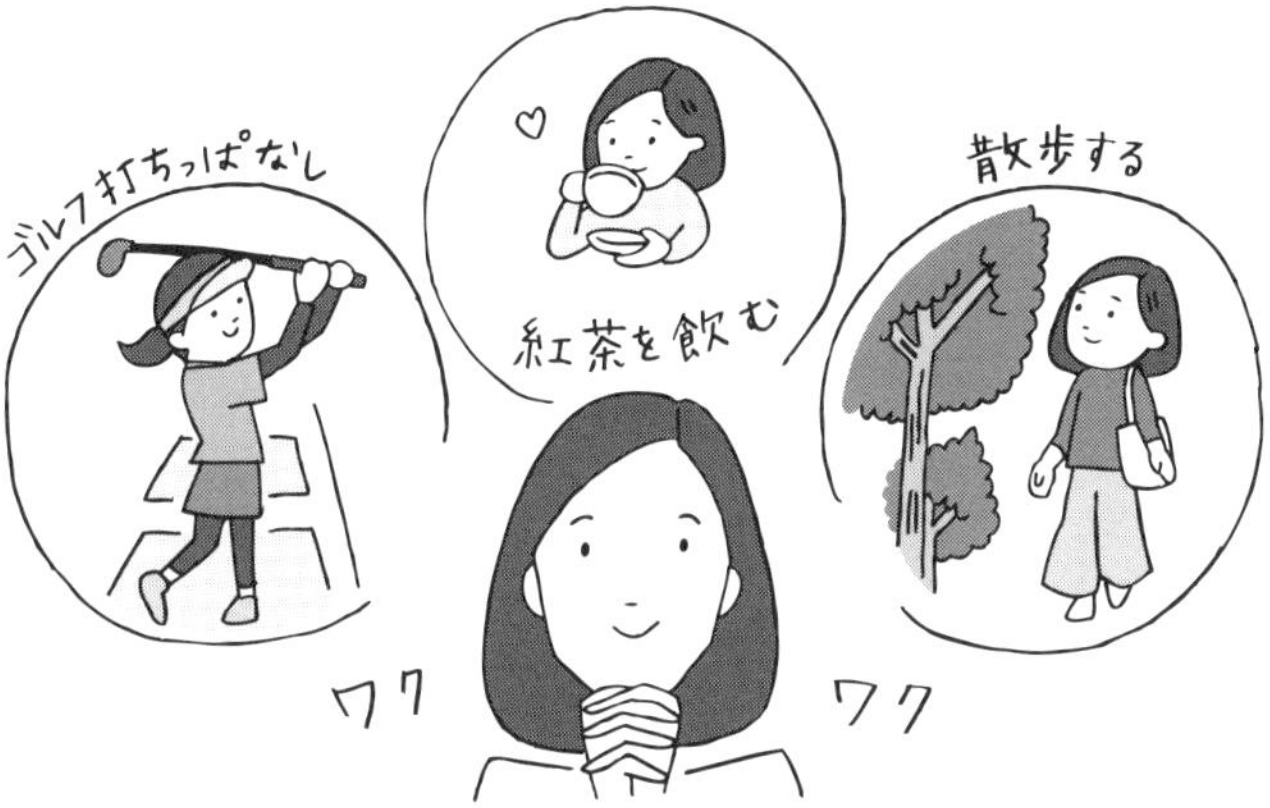

「できないは、ない」のです。
あなたの小さな思い、希望、夢を大切にし、それを実行していくことが、あなたの心のボトルを1滴ずつ満たすことにつながっていきます。

好きなものがわからない。ワクワクがわからないとき

そうはいっても、今まで子ども優先、仕事優先で生きてきた方は、なかなか自分の好きなもの、ワクワクすることがわからないという場合もあるでしょう。

そこでお勧めなのは、自分の「嫌い」

を外していくことです。

あなたが嫌いなことは何ですか？　やりたくないことは何ですか？「好き」が分からなくても、「嫌だな」というものは分かる方が多いと思います。では、その「嫌だな」を自分の中から外していきましょう。

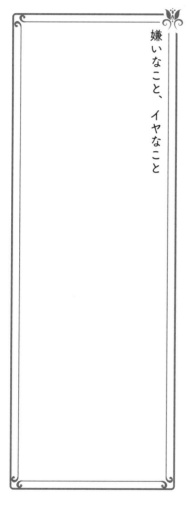

嫌いなこと、イヤなこと

イメージとしては、自分の胸の前に両手を立てておいて、自分から離していく感じです。「これは、嫌い！　これも嫌い！　これもイヤ」

嫌なものを外していくと、どうでしょう。そこに小さな「好き」のかけらが見えてくるのではないでしょうか？

これが、あなたの「好きなもの」です。

「ワクワク」も同じです。

「ワクワクしないもの」を考える。

看護師の同僚からのランチの誘い。今までだったら、付き合いもあるし……と行っていたかもしれません。でも、本当にお付き合いしたい方ですか？　毎回、毎回、心に聞いてみてください。この同僚とのランチ、ワクワクする？　しない？

もし、ワクワクしないのだったら、断ることも選択肢の1つです。

アドラー心理学では、人生のタスク（課題）は3つあるとしています。

ビジネスのタスク、友情のタスク、愛のタスクです。

仕事のタスクを友情のタスクにする必要はありません。仕事上での付き合いは、ビジネスと割り切ってもいいのです。

親が本音で生きること、親の生き方から子どもは何かを学ぶ

親が自分を偽らず、本音で生き、自分を大切にして、自分の人生を楽しく生きていると、子どもは大人になるっていいな、仕事をするって素晴らしいと思うようになります。

看護師であるあなたの背中、生き様を見ることで、子どもたちは人生において大切なことを学んでいきます。

親自身の成長過程を見せることで、子どもは自然と育っていくのです。

子育ての目標は、自立だと言いました。

自立とは、自分で立って生きていけること。

自分で困難を乗り越える力をつけるよう、自信とやる気を持って生きていけるよう、世界は優しい、人々は仲間だと思っていけるよう、私たちが、本音で生きていきましょう。

アドラーは「人生の意味は、他者への関心と貢献、協力」と言っています。

看護師という仕事は、まさに、他者への関心と、貢献、協力です。

医療に携わる姿を通じて、子どもにも人生の意味を示していける素晴らしい仕事です。

看護師として、親として、あなたが自分の人生を生き生きと生きることが、勇気と自信とやる気をもった自立した子どもを育てることにつながっていくのです。

こうなってほしい、こう育ってほしいという思いはあるかもしれません。でも、子どもを変えようとしても難しい部分もあるでしょう。

しかし、あなた自身は、あなたが決心さえすれば、すぐにでも変わることができます。

まずは、あなたが行動を起こすことから、すべてが始まります。

家族を変えるひとしずくにあなたがなれるのです。

アドラー心理学は実践の心理学と言われています。

本書で、たくさんの方法をご紹介してきました。しかし、すべてはご提案にすぎません。もし、これいいな、やってみようかなと思うことがあったら、小さなことでもいいです。取り入れていただけたら幸いです。
あなただけの小さな1歩を踏み出してみませんか？
そして、子どもとともに育っていきましょう。

おわりに――大切なことは、あなたがあなた自身の心を整え、あなたの人生を歩み始めること

家事、子育て、看護の仕事に追われる日々の中、最後まで読んでくださり、本当にありがとうございます。

本書は、『看護師のためのアドラー心理学』を岩井俊憲先生との共著で出版させていただいた後、日本医療企画の編集者さん、営業の皆さんと打ち合わせをしたときに、岩井先生が、「長谷さんは、子育て本も書けますよ」と言ってくださったことから始まりました。

小学生の頃は、作家になりたいという夢を持っていた私。看護師、ベビーサイン講師、アドラー心理学講師として歩みながらも、いつか本を書いてみたい、子育て本を書けたらいいな……という夢を持ち続けていました。

アドラー心理学と出会い、さまざまなこと、そして言葉と行動とイメージを大切にすることを学び、実践してきました。やりたい夢、なりたい自分をありありと心に描き、言葉に出し、行動してきたことが今の私につながっていると思っています。

もちろん、挫折も、逆境もたくさんありました。学歴コンプレックスにさいなまれたこともありましたし、子育てにも行き詰りました。

しかし、すべての過去が今の私を作ってくれているのです。

アドラー心理学に出会う前の私は、仕事、家事、子育てに追われ、自分の心と対話する時間などまったくない日々でした。しかし、アドラー心理学に出会って、ただ過ぎるだけの毎日、人生ではなく、自分がどう生きたいのか？　どういう人生を歩んでいきたいのか？　人生の意味、自分の人生の究極目標を考えながら、過ごせるようになりました。

子育てで悩んだとき、ついつい子どもを自分の思うように変えよう、直そうと考えてしまうと思います。

でも、そうではありません。

まず変わるのは、親である私たちなのです。

あなたが、あなた自身の心を整え、あなたの人生を歩み始めたら、すべての物事はきっとうまく回り始める……と思います。

事実、私が自分の人生を歩み始めたら、あまり子どものことで悩まなくなったのです。

命に関わる看護師という仕事をしながら、24時間、母親、父親として、子育てをする。

本当に並大抵のことではないと思います。仕事も、子育ても頑張ってくださりありがとうございます。

しかし、大変な仕事なのに、看護師を続けられていらっしゃるのは、看護師という仕事が好きだから、患者さんと関わるのが好きだからではないでしょうか？

仕事が忙しくて、子どものことを十分見てあげていない……今、大切にすべきなのは、子どもとの時間なのでは……子どもに対して申し訳ない……そんなふうに思われる方もいらっしゃるかもしれません。

しかし、本文の中でもお伝えしましたが、あなたが看護師としての仕事を続けている姿、背中を、子どもたちは見ています。

患者さんの役に立っている親の姿から、子どもはたくさんのメッセージを受け取り、学んでいることでしょう。

私たちが、この世界において、自分の足でしっかり立ち、歩み、自分の人生の舞台を主人公で生きること、それが子どもたちに人生の意味を、そして「どう生きるか？」を伝えることになっていきます。

私たちが教えるのではなく、子どもたちは自分で学んでいくのです。

私たちは、どんな人生を歩むか、自分で決めることができます。そして、子どもたちも、自分で自分の人生を決めることができます。

私たちが自分自身を育てていくことが、子育てにつながっていくのですね。

今回、本書の執筆のため、たくさんの方にご協力いただきました。

父のようにいつも寄り添い応援してくださる人生の師である岩井俊憲先生。最後まで励まし並走してくださった編集者の江島久さん。アドラー心理学に出会うきっかけをくださり支えてくださる原田綾子さん。ベビーサインの記述は吉中みちる先生、おもちゃの部分は多田千尋先生、モンテッソーリは結城優子さんに、それぞれアドバイスをいただきました。ありがとうございました。

今回も、母、弟家族、長谷の両親、夫、娘たちが一丸となってサポートしてくれました。天国の父も応援してくれていたと思います。

事前のアンケートにご協力くださいました皆さん、勇気のしずくの講座の受講生さん、講演・研修先で出会った皆さん、ブログの読者さん、本当にありがとうございます。そして何より、本書を手に取り、読んでくださいましたあなたに心から感謝申し上げます。

あなたの小さな変化が、勇気のひとしずくとなります。

看護師として、親として、貢献感を味わいながら、人々は仲間だと思える優しい世界を共に創り出していきましょう。
あなたの心が、勇気のしずくで満たされますように。そして、あなたの心と行動から
はじまった勇気のしずくの波紋が、家庭、職場、幸せな世界に広がっていきますように。

参考文献

『アドラー心理学教科書—現代アドラー心理学の理論と技法—』野田俊作監修（ヒューマン・ギルド出版部）

『嫌われる勇気—自己啓発の源流—「アドラー」の教え』岸見一郎・古賀史健著（ダイヤモンド社）

『看護師のためのアドラー心理学—人間関係を変える、心に勇気のひとしずく』岩井俊憲・長谷静香著（日本医療企画）

『愛と勇気づけの親子関係セミナー（SMILE）』テキスト（ヒューマン・ギルド）

『子どもの教育』アルフレッド・アドラー著　岸見一郎訳（アルテ）

『アドラー心理学を深く知る 29 のキーワード』梶野真著（祥伝社）

『生きる意味を求めて』アルフレッド・アドラー著　岸見一郎訳（アルテ）

『少女パレアナ』エレナ・ポーター著　村岡花子訳（角川文庫）

『パレアナの青春』エレナ・ポーター著　村岡花子訳（角川文庫）

『ELM 勇気づけ講座』テキスト（ヒューマン・ギルド）

『アルフレッド・アドラー　人生に革命が起きる 100 の言葉』小倉広著（ダイヤモンド社）

『アルフレッド・アドラー　一瞬で自分が変わる 100 の言葉』小倉広著（ダイヤモンド社）

『赤ちゃんとお手てで話そう 親子で楽しむベイビー・サイン』吉中みちる　吉中まさくに著（実業之日本社）

『ベビーサイン協会認定教室用ハンドブック　育児がグンと楽しくなる「ベビーサイン」』吉中みちる・まさくに著（エデュテ）

『お母さんの敏感期——モンテッソーリ教育は子を育てる、親を育てる』相良敦子著（文春文庫）

『ママ、ひとりでするのを手伝ってね』相良敦子著（講談社）

『幼児の秘密』マリーア・モンテッソーリ著　鼓常良訳（国土社）

『くっついた』三浦太郎著（こぐま社）

『おもちゃインストラクター入門　子どもの発達に合わせた玩具と手作りおもちゃを学ぶ』NPO 法人日本グッド・トイ委員会監修（黎明書房）

『勇気づけて躾ける』ルドルフ・ドライカース　ビッキ・ソルツ著　早川麻百合訳（一光社）

『マンガでよくわかるアドラー流子育て』宮本秀明著（かんき出版）

『アドラー心理学ベーシック・コース』テキスト（ヒューマン・ギルド）

『ライフスタイル診断』バーナード・H・シャルマン　ハロルド・H・モサック著　前田憲一訳（一光社）

『マンガでやさしくわかるアドラー式子育て』原田綾子著（日本能率協会マネジメントセンター）

『不機嫌な長男・長女　無責任な末っ子たち「きょうだい型」性格分析＆コミュニケーション』五百田達成著（ディスカバー・トゥエンティワン）

『改訂新訳　ライフヒーリング』ルイーズ•L•ヘイ著　LHT プロジェクト訳（たま出版）

『パワーカード　アファメーションカード』ルイーズヘイ（LoveLand）

『アドラー流「自信」が生まれる本』岩井俊憲著（三笠書房）

『アドラー心理学が教える新しい自分の創めかた』岩井俊憲著（学研パブリッシング）

『人間関係が楽になるアドラーの教え』岩井俊憲著（大和書房）

『ありのままの自分を認める人生を成功に導くアドラー心理学』岩井俊憲著（宝島社）

『ほめるより子どもが伸びる勇気づけの子育て』原田綾子著（マイナビ）

『人生の意味の心理学（上)』アルフレッド・アドラー著　岸見一郎訳（アルテ）

『人生の意味の心理学（下)』アルフレッド・アドラー著　岸見一郎訳（アルテ）

『性格の心理学』アルフレッド・アドラー著　岸見一郎訳（アルテ）

『人間知の心理学』アルフレッド・アドラー著　岸見一郎訳（アルテ）

『個人心理学講義』アルフレッド・アドラー著　岸見一郎訳（アルテ）

『アドラー心理学入門』ロバート・W・ランディン著　前田憲一訳（一光社）

『どうすれば幸福になれるか(上)』W•B•ウルフ著　前田敬子訳　岩井俊憲監訳(一光社)

『どうすれば幸福になれるか（下)』W・B・ウルフ著　仁保真佐子訳　岩井俊憲監訳（一光社）

『アドラー心理学の基礎』R・ドライカース B 著　宮野栄訳　野田俊作監訳（一光社）

『鏡の法則　人生のどんな問題も解決する魔法のルール』野口嘉則著（総合法令出版株式会社）

『アドラー心理学によるカウンセリング・マインドの育て方―人はだれに心をひらくのか』岩井俊憲著（コスモス・ライブラリー）

『「これでいい」と心から思える生き方』野口嘉則著（サンマーク出版）

『９割夢がかなう宝地図の秘密』望月俊孝著（中経出版）

岩井俊憲氏公式ブログ　http://blog.goo.ne.jp/iwai-humanguild/

世界保健機関憲章前文　日本 WHO 協会仮訳（https://www.japan-who.or.jp/ より引用）

著者略歴

長谷静香（はせ・しずか）

コミュニケーションサロン 勇気のしずく代表。心理カウンセラー・看護師・保育士。

1972年福岡県生まれ。茨城県在住。三児の母。

大学病院に10年間勤務。退職後、ベビーサイン講師として活動中、子育てに悩みアドラー心理学に出会う。現在は、勇気づけセミナー講師として、個人向け講座、医療・行政・教育機関・企業向けの研修・講演を全国で開催。

茨城キリスト教大学看護学科非常勤講師。著書に、岩井俊憲氏との共著『看護師のためのアドラー心理学』（日本医療企画）

information

◎勇気のしずくでは、各種講座をご用意しております。

❶ELM勇気づけコミュニケーション講座
アドラー心理学の「勇気づけ」を対人関係全般に生かした入門型コミュニケーション講座。全12章からなり、1章が、短い時間で学べる。

❷「愛と勇気づけの親子関係セミナー」（SMILE）
アドラー心理学の「勇気づけ」を子育て・対人関係全般に生かした実践型コミュニケーション講座。ペアワーク、ロールプレイが、ふんだんに盛り込まれており、子育ての悩みを解決するコツや、コミュニケーションスキルやノウハウを学べる。

❸勇気づけ親子心理学講座　SHINE ～ Basic ～
親の心を整えると、子どもにも変化が現れる。親の心を深く読み解きながら、自分自身の心の整え方や、子どもを伸ばす方法を学べる。

◎その他、親子コミュニケーション講座、パパ向け講座、ELMリーダー養成講座、グループコンサルなど開催。
看護学生・看護師向け、養護教諭、保育士向け、医療・教育・行政機関向け講座・講演会、企業研修など承ります。お気軽にお問い合わせください。

・勇気のしずく ホームページ　http://haseshizuka.com/
・長谷静香ブログ https://ameblo.jp/tsukuba-yuukiduke/
・E-mail info@haseshizuka.com

本文デザイン・DTP　株式会社サンビジネス
イラスト　小山琴美
装　　丁　櫻井ミチ

看護師のしごととくらしを豊かにする⑪
看護師のためのアドラー流子育て・自分育て
あなたが変われば、子どもも、家庭も、職場も変わる！

2018年12月7日　第1版第1刷発行

著　者　長谷 静香
発行者　林　諄
発行所　株式会社日本医療企画
〒101-0033　東京都千代田区神田岩本町4-14
神田平成ビル
TEL03-3256-2861（代）
FAX03-3256-2865
http://www.jmp.co.jp
印刷所　大日本印刷株式会社

ISBN978-4-86439-770-4 C3030
定価はカバーに表示しています。